Rheumatische Erkrankungen

Fortschritte der Psychotherapie
Manuale für die Praxis

herausgegeben von
Prof. Dr. Dietmar Schulte, Prof. Dr. Klaus Grawe
Prof. Dr. Kurt Hahlweg, Prof. Dr. Dieter Vaitl

Band 18

Rheumatische Erkrankungen

von

Georg Jungnitsch

Hogrefe · Verlag für Psychologie
Göttingen · Bern · Toronto · Seattle

Rheumatische Erkrankungen

von
Georg Jungnitsch

Hogrefe · Verlag für Psychologie
Göttingen · Bern · Toronto · Seattle

Prof. Dr. Georg Jungnitsch, geb. 1954. 1975-1980 Studium der Psychologie in Regensburg. 1977-1984 Wissenschaftlicher Mitarbeiter am Lehrstuhl für Allgemeine und Angewandte Psychologie (Schwerpunkt Rehabilitationspsychologie) an der Universität Regensburg. 1983 Promotion. 1984-1993 Leitender Psychologe der Psychologischen Abteilung an der Rheumaklinik Oberammergau. Seit 1993 Professor für Psychologie an der Fachhochschule Regensburg. Darüber hinaus in eigener Praxis, als Supervisor, als Dozent an verschiedenen Verhaltenstherapie-Instituten sowie als Lehrbeauftragter an der Universität Regensburg tätig.

Wichtiger Hinweis: Der Verlag hat für die Wiedergabe aller in diesem Buch enthaltenen Informationen (Programme, Verfahren, Mengen, Dosierungen, Applikationen etc.) mit Autoren bzw. Herausgebern große Mühe darauf verwandt, diese Angaben genau entsprechend dem Wissensstand bei Fertigstellung des Werkes abzudrucken. Trotz sorgfältiger Manuskriptherstellung und Korrektur des Satzes können Fehler nicht ganz ausgeschlossen werden. Autoren bzw. Herausgeber und Verlag übernehmen infolgedessen keine Verantwortung und keine daraus folgende oder sonstige Haftung, die auf irgendeine Art aus der Benutzung der in dem Werk enthaltenen Informationen oder Teilen davon entsteht. Geschützte Warennamen (Warenzeichen) werden nicht besonders kenntlich gemacht. Aus dem Fehlen eines solchen Hinweises kann also nicht geschlossen werden, dass es sich um einen freien Warennamen handele.

Bibliografische Information Der Deutschen Bibliothek

Die Deutsche Bibliothek verzeichnet diese Publikation in der Deutschen Nationalbibliografie; detaillierte bibliografische Daten sind im Internet über <http://dnb.ddb.de> abrufbar.

© Hogrefe-Verlag GmbH & Co. KG, Göttingen • Bern • Toronto • Seattle 2003
Rohnsweg 25, D-37085 Göttingen

http://www.hogrefe.de
Aktuelle Informationen • Weitere Titel zum Thema • Ergänzende Materialien

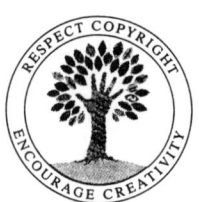

Das Werk einschließlich aller seiner Teile ist urheberrechtlich geschützt. Jede Verwertung außerhalb der engen Grenzen des Urheberrechtsgesetzes ist ohne Zustimmung des Verlages unzulässig und strafbar. Das gilt insbesondere für Vervielfältigungen, Übersetzungen, Mikroverfilmungen und die Einspeicherung und Verarbeitung in elektronischen Systemen.

Satz: Grafik-Design Fischer, Weimar
Druck: Schlütersche Druck GmbH & Co. KG
Printed in Germany
Auf säurefreiem Papier gedruckt

ISBN 3-8017-1161-7

Inhaltsverzeichnis

1	**Beschreibung des Störungsbildes**	1
1.1	Klassifikation, Epidemiologie und Erscheinungsbild	2
1.1.1	Entzündlich-rheumatische Erkrankungen	2
1.1.1.1	Die rheumatoide Arthritis	4
1.1.1.2	Die Spondylitis ankylosans	6
1.1.1.3	Reaktive Arthritiden	9
1.1.1.4	Kollagenosen	10
1.1.1.5	Vaskulitiden	10
1.1.2	Degenerative Gelenk- und Wirbelsäulenerkrankungen	11
1.1.3	Weichteilrheumatische Erkrankungen	11
1.1.4	Pararheumatische Erkrankungen	12
2	**Ätiologiekonzepte**	13
2.1	Ätiologiekonzepte zur chronischen Polyarthritis	13
2.1.1	Medizinische Ätiologievorstellungen zur chronischen Polyarthritis	13
2.1.1.1	Die Autoimmunhypothese	14
2.1.1.2	Die Infektionshypothese	14
2.1.1.3	Die genetische Hypothese	15
2.1.2	Psychologische Ätiologievorstellungen	15
2.1.2.1	Psychosomatische Genese der chronischen Polyarthritis	16
2.1.2.2	Interaktion zwischen psychischen Faktoren und Krankheitsverlauf	18
2.1.3	Verhaltensmedizinisches Krankheitsmodell	19
2.1.4	Psychosoziale Probleme als Folge der chronischen Polyarthritis	21
2.2	Ätiologievorstellungen zur Spondylitis ankylosans	23
2.2.1	Medizinische Ätiologievorstellungen zur Spondylitis ankylosans	23
2.2.2	Psychologische Ätiologievorstellungen zur Spondylitis ankylosans	24
2.2.2.1	Psychosomatische Genese	24

2.2.2.2	Interaktion psychischer Faktoren mit dem Krankheitsverlauf	25
2.2.2.3	Psychosoziale Probleme als Folge der Spondylitis ankylosans	26
3	**Diagnostik und Indikation**	**28**
3.1	Medizinische Diagnostik	28
3.2	Psychologische Diagnostik	32
3.3	Indikation	35
4	**Behandlung rheumatischer Erkrankungen**	**36**
4.1	Medizinische Behandlung	38
4.2	Rheumachirurgische Maßnahmen	40
4.3	Physikalische Therapie	41
4.4	Alternative Therapieformen	43
4.5	Psychologische Behandlungsmöglichkeiten	45
4.5.1	Der Primärprävention zugeordnete Verfahren	47
4.5.1.1	Primärprävention bei entzündlich-rheumatischen Krankheitsbildern	48
4.5.1.2	Primärprävention bei degenerativen Krankheitsformen	48
4.5.1.3	Primärprävention bei nicht-entzündlichen, nicht-degenerativen Erkrankungen	49
4.5.2	Der Sekundärprävention zugeordnete Verfahren	49
4.5.2.1	Sekundärprävention bei entzündlich-rheumatischen Erkrankungen	50
4.5.2.2	Sekundärprävention bei degenerativen Erkrankungen	50
4.5.2.3	Sekundärprävention bei nicht-entzündlichen, nicht-degenerativen Erkrankungen	50
4.5.3	Der Tertiärprävention zugeordnete Verfahren	51
4.5.3.1	Tertiärprävention bei entzündlich-rheumatischen Erkrankungen	51
4.5.4	Rehabilitation im engeren Sinn: Berufliche Wiedereingliederung	52
4.6	Gesamtkonzept der Behandlung von Menschen mit rheumatischen Erkrankungen	52
4.7	Krankheitsgruppenspezifische Verfahren	55
4.7.1	Verfahren für Patienten mit chronischer Polyarthritis	65
4.7.1.1	Schmerz- und Krankheitsbewältigungstraining	65
4.7.1.2	Visualisierungstraining	68
4.7.2	Verfahren für Patienten mit Spondylitis ankylosans	74

5	**Evaluation**	82
5.1	Ergebnisse der Evaluation des multimodalen Konzeptes zur Schmerz-und Krankheitsbewältigung bei Patienten mit chronischer Polyarthritis	82
5.2	Ergebnisse der Evaluation des Visualisierungstrainings bei Patienten mit chronischer Polyarthritis	83
5.3	Ergebnisse der Evaluation des Konzeptes zur Schmerz- und Krankheitsbewältigung bei Patienten mit Spondylitis ankylosans	85
6	**Probleme und offene Fragen**	87
7	**Weiterführende Literatur**	89
8	**Literatur**	89
9	**Literatur für Betroffene**	93
10	**Anhang**	93
	Wichtige Adressen	93
	Übungsblatt zum Erkennen und Einschätzen innerer Selbstgespräche	94
	Schmerztagebuch	95
	Creative Imagination Scale – CIS	97
	Informationen für Patienten	103
	Visualisierung	103
	Ablauf einer Visualisierungsübung	103
	Hintergrundinformation zur Visualisierungsübung	103
	Schematische Darstellung der Interaktion von Immunsystem, Zentralnervensystem und endokrinem System	106
	Vorstellungsübung: Gesunde Funktionen	106
	Visualisierungsübung: Veränderung des Krankheitsprozesses	107
	Visualisierungsübung: Zukunft ohne Krankheit	109
	Vorschläge für Vorstellungsbilder (Beispiele von Patienten)	110
	Erläuterung: Visualisierung und Medikament	111
	Hinweise zu den Visualisierungsübungen	111

Karten:

Diagnostische Routine bei Menschen mit rheumatischen Erkrankungen

Beobachtungs- und Fragenkatalog zur Abgrenzung von Bewältigungsprozessen gegenüber psychischen Störungen

Trainingsprogramme zur Krankheitsbewältigung

Psychotherapie bei chronisch Kranken

1 Beschreibung des Störungsbildes

Rheumatische Erkrankungen stellen kein einheitliches Krankheitsbild dar. Ihr Erscheinungsbild variiert von aggressiven, lebensbedrohlichen Formen bis hin zur Manifestation ausschließlich in der in den Vordergrund tretenden Symptomatik des muskoloskeletalen Schmerzes. Dieser stellt zwar keine vitale Bedrohung dar, kann das betroffene Individuum aber in seinen Lebensmöglichkeiten extrem eingrenzen.

Rheumatische Erkrankungen umfassen eine Vielzahl von unterschiedlichen Erkrankungen

Die gesellschaftliche Bedeutung dieser Krankheitsgruppe wird in der Analyse der für die stationäre medizinische Rehabilitation erhobenen Daten zum Umfang der von Erkrankungen des Stütz- und Bewegungsapparates betroffenen Personen deutlich. In der Auswertung der VDR-Statistik von 1995 (Hagen, Zielke, Zander & Dehmlow, 1997) ergibt sich, dass sowohl bei den Männern mit 46 % als auch bei den Frauen mit 43 % der Rehabilitationsmaßnahmen der gesetzlichen Rentenversicherung die Erkrankungen des Skeletts, der Muskeln und des Bindegewebes an erster Stelle stehen. Diese Zahlen haben sich im Vergleich zu 1992 nur unwesentlich verändert. Dort waren es bei den Männern 48 %, bei den Frauen 47 % (Hoefert, 1995). Auch beim Anteil an krankheitsbedingten Frühberentungen steht diese Krankheitsgruppe mit 29 % an erster Stelle (Hagen et al., 1997).

Rheumatische Erkrankungen stehen bei Rehabilitationsmaßnahmen an erster Stelle

Der Vielgestaltigkeit dieses Krankheitsbildes muss im vorliegenden Band Rechnung getragen werden. Es werden daher zunächst in einem Überblick verschiedene rheumatische Erkrankungen kurz skizziert und in Erscheinungsbild und Epidemiologie dargestellt. Die Ausführungen sollen sich im Weiteren jedoch auf die entzündlich-rheumatischen Erkrankungen begrenzen und hierunter wiederum auf den Morbus Bechterew und die chronische Polyarthritis. Eindeutiger Schwerpunkt der Darstellung liegt dabei auf der letztgenannten Erkrankung. Die Behandlungsgrundstruktur, die hier dargestellt wird, ist so konzipiert, dass sie auf das Gros der entzündlich-rheumatischen Erkrankungen übertragen werden kann. Beispielhaft wird dies an dem für Patienten mit Morbus Bechterew entwickelten psychologischen Behandlungsansatz verdeutlicht. Eine Übertragung auf andere Diagnosegruppen aus dem Bereich der rheumatischen Erkrankungen ist ebenfalls möglich. Gleichzeitig sind für die große Gruppe der Patienten mit chronischen Rückenschmerzen, die ebenfalls den rheumatischen Erkrankungen zugerechnet werden, andernorts entwickelte Programme beschrieben (vgl. Kröner-Herwig, 2000), so dass diese hier nicht mehr erwähnt zu werden brauchen.

1.1 Klassifikation, Epidemiologie und Erscheinungsbild

Hauptsymptomatik ist Schmerz im Muskel- und Skelettsystem

Rheumatische Erkrankungen sind dadurch gekennzeichnet, dass sich die Hauptsymptomatik im Muskel- und Skelettsystem zeigt. Dabei stehen Schmerzen, die aus unterschiedlichen Bedingungen entstanden sein können, sowie Bewegungseinschränkungen im Vordergrund. Je nach spezieller Krankheitsart treten auch Form- und Funktionsverluste und letztlich auch Eingrenzungen der Lebenserwartung auf. Eine direkte Lebensbedrohung durch rheumatische Erkrankungen ist in der Regel nicht gegeben. Obwohl auch bereits im Kindesalter auftretend, sind rheumatische Erkrankungen ihrem Schwerpunkt nach doch mehr dem Erwachsenenalter zuzurechnen. Dies lässt sich durch den Anteil von nur 5 % der stationären Kinderheilbehandlungen bezogen auf diese Indikationsgruppe belegen (Hagen et al., 1997).

Die Hauptsymptomatik des nicht fassbaren Schmerzes wurde wohl im Wortursprung des Begriffes „Rheuma", nämlich in dem griechische Begriff „rheo", das heißt, „ich fließe" zum Ausdruck gebracht, der sich auf den wandernden, fließenden Schmerz bezieht. Die Zuordnung verschiedenster Krankheitsbilder zum sogenannten „rheumatischen Formenkreis" ist gegenwärtig noch umstritten, obwohl sich zunehmend die Auffassung der WHO etabliert, nach der alle chronisch verlaufenden, mit Schmerzen und Funktionseinschränkung verbundenen Krankheiten des Stütz- und Bewegungsapparates dem rheumatischen Formenkreis zugeordnet werden sollten (Härter, 1992). Diese sehr weit gefasste Definition der rheumatischen Erkrankungen bedingt, dass der Begriff sehr viele und dabei grundverschiedene Erkrankungen umfasst. Sie werden üblicherweise in vier Gruppen eingeteilt (Müller & Schilling, 1982). Diese Einteilung richtet sich im Wesentlichen nach dem primär für die Symptomatik maßgeblichen pathologischen Prozess. Es werden entzündliche, abnutzungsbedingte, weichteilrheumatische und mit Erkrankungen anderer Organsysteme assoziierte rheumatische Krankheiten unterschieden (vgl. Tabelle 1).

1.1.1 Entzündlich-rheumatische Erkrankungen

Entzündlich-rheumatische Erkrankungen betreffen alle Organsysteme

Bei *entzündlich-rheumatischen Erkrankungen* handelt es sich in der Regel nicht um umschriebene Erkrankungen nur der Gelenke, sondern um systemische, d. h. alle Organsysteme betreffende Krankheitsbilder. Sie umfassen daher auch solche, bei denen die primäre Manifestation im Bindegewebe oder in den Gefäßen liegt. Daraus ergeben sich für eine Klassifikation die in Tabelle 2 aufgeführten fünf unterschiedlichen Krankheitsgruppen (Herold, 1994).

Tabelle 1:
Klassifikationsmöglichkeiten rheumatischer Erkrankungen (Müller & Schilling, 1982)

Entzündliche Gelenk- und Wirbelsäulenerkrankungen

Beispiele:
- chronische Polyarthritis
- ankylosierende Spondylitis
- Kollagenkrankheiten

Degenerative Gelenk- und Wirbelsäulenerkrankungen

Beispiele:
- Arthrosen der Extremitätengelenke
- Arthrosen der Wirbelsäulengelenke
- Schädigungen der Bandscheiben

Extraartikulärer (Weichteil-)Rheumatismus

Beispiele:
- Fibromyalgie
- Halswirbelsäulensyndrom
- Lendenwirbelsäulensyndrom
- chronischer Rückenschmerz

Pararheumatische Erkrankungen

Beispiele:
- Gicht
- Tumorerkrankungen
- Gefäßentzündungen

Tabelle 2:
Klassifikation entzündlich-rheumatischer Erkrankungen

Krankheitsgruppe	Krankheitsbeispiel
rheumatoide Arthritis	- chronische Polyarthritis - juvenile rheumatoide Arthritis
seronegative Spondylarthritis	- ankylosierende Spondylitis - Arthritis Psoriatica mit Sakroileitis
reaktive Arthritis	- Reiter-Syndrom - Rheumatisches Fieber - Lyme-Borreliose
Kollagenosen	- systemischer Lupus erythematodes - Polymyositis - Mischkollagenose - Progressive Systemische Sklerose
Vaskulitiden	- Panarteriitis nodosa - Polymyalgia rheumatica

Im Folgenden werden die unter den einzelnen Gruppen besonders herausragenden Erkrankungen in ihrer Symptomatik beschrieben. Für die epidemiologische Betrachtung ergibt sich die Schwierigkeit, dass die entzündlich-rheumatischen Erkrankungen klassifikatorisch nicht exakt gegeneinander abzugrenzen sind.

1.1.1.1 Die rheumatoide Arthritis

cP ist die häufigste entzündlich-rheumatische Erkrankung

In der ersten Gruppe, der *rheumatoiden Arthritis*, ist als häufigste entzündlich-rheumatische Erkrankung die chronische Polyarthritis (cP) zu nennen. Für diese liegt die Prävalenzrate zwischen 0,5 bis 1 % (Raspe, 1990). Diese steigt aber im Altersverlauf exponentiell an und überschreitet in der Altersgruppe der über Fünfundsechzigjährigen 10 % (Hohmeister, 1989). Die Inzidenz wird zwischen 0,6 und 3 Promill angegeben, wobei sich in dieser Spannweite länderspezifische Unterschiede widerspiegeln (Fehr & Böni, 1989).

Ätiologie der cP ungeklärt

Die Erkrankung ist systemisch, ihre Ätiologie nach wie vor weitgehend ungeklärt. Sie verläuft, symmetrisch an den kleinen Gelenken der Finger und Zehen beginnend, meist in Schüben und progredient. Klinisch zeigt sich die Erkrankung zunächst an Allgemeinsymptomen wie Abgeschlagenheit, leichte Ermüdbarkeit und Morgensteifigkeit. An den Gelenken ist eine durch die Entzündung der Gelenkinnenhaut (Synovialitis) bedingte spindelförmige Anschwellung zu beobachten. Diese Entzündung kann im Krankheitsverlauf auch auf die größeren Gelenke übergreifen. Durch Gelenkzerstörung und Muskelatrophie kommt es im Krankheitsverlauf zu typischen Fehlstellungen der Finger (ulnare Deviation), die sowohl eine Gestaltveränderung als auch massive Funktionseinschränkungen mit sich bringen. Diese sind auf die Entzündungen der Knie-, Hüft- und Schultergelenke, aber auch des Kiefergelenks sowie der Hals-Nackenregion zurückzuführen. In selteneren Fällen manifestiert sich die Erkrankung auch an extraartikulären Organen. Betroffen sind hier bei Herzmuskel und Herzbeutel, Lungen, Augen und Gefäße sowie im Rahmen einer sekundären Amyloidose (Gewebsentartung durch Einlagerungen) die Nieren (vgl. Fehr & Böni, 1989, Zeidler, 1989). Die doch sehr unterschiedlichen Erscheinungsformen der cP werden in der Regel nach unterschiedlichen Krankheitsstadien klassifiziert (Albrecht, 1974):

Betroffene durchlaufen abgrenzbare Krankheitsstadien

- *Prodromalstadium:* Das Frühstadium ist durch eher unspezifische Symptome wie leichte Ermüdbarkeit oder erhöhte Körpertemperatur gekennzeichnet. Es zeigen sich außerdem bereits spezifische Symptome wie beispielsweise Druckempfindlichkeit der Fingergelenke oder Morgensteifigkeit in den Händen. Systemische Entzündungsparameter sind festzustellen.

- *Stadium I:* Klinisch werden erste Gelenkschwellungen besonders der Finger- und Handgelenke sichtbar. Die Morgensteifigkeit der Hände erreicht dabei eine Dauer bis hin zu mehreren Stunden. Während dieser Zeit ist der Patient kaum in der Lage, die Hände zur Faust zu ballen. Die Gelenkstruktur ist gleichzeitig aber noch voll erhalten. Röntgenologisch lassen sich daher keine destruktiven Veränderungen der Gelenke feststellen. Eine gelenknahe Demineralisation kann dagegen bereits vorliegen. Systemische Entzündungsparameter sind in der Regel vorhanden, aber unterschiedlich deutlich ausgeprägt.

- *Stadium II:* Bei zunehmendem Gelenkbefall ergeben sich sowohl weitergehende Beeinträchtigungen der Gelenkbeweglichkeit wie auch eine damit einhergehende Muskelatrophie. Laborchemisch lassen sich Blutbildveränderungen feststellen, die den andauernden entzündlichen Prozess ausdrücken. Insbesondere die Blutsenkungsgeschwindigkeit, ein relativ grobes Maß für entzündliche Prozesse im Körper, ist eindeutig und bisweilen beträchtlich erhöht. Es treten Knorpel- und Knochendestruktionen (Usuren) sowie durch Röntgenuntersuchungen feststellbare Gelenkspaltverschmälerungen auf. In der Regel kommt es noch zu keinen Gelenkdeformationen, die Gelenkbeweglichkeit ist meist weitgehend erhalten.

- *Stadium III:* Das weitere Fortschreiten des Krankheitsprozesses zeigt sich in der deutlichen Ausprägung der Knorpel- und Knochendestruktionen. Entzündliche Veränderungen lassen sich ebenfalls an benachbarten Geweben, wie z. B. den Sehnen, feststellen. Eindeutig sind die Fehlstellungen und Deformationen der Gelenke zu erkennen, die von einer deutlichen Muskelatrophie und einer starken Einschränkung der Funktionsfähigkeit begleitet werden.

- *Stadium IV:* In diesem Stadium kommt es zu keinen weiteren Progredienzen, so dass es als Endstadium zumindest des physiologischen Krankheitsprozesses betrachtet werden kann. Die bestehenden Gelenkdestruktionen sind ausgeprägt. Der entzündliche Prozess ist zum Stillstand gekommen. Daher wird dieses Stadium auch häufig mit dem Begriff der „ausgebrannten chronischen Polyarthritis" gekennzeichnet.

Die chronische Polyarthritis ist demnach eine nicht direkt letale Erkrankung, dennoch kann über die diversen Begleitsymptome, vor allem jedoch über die Notwendigkeit einer beständigen, massiven medikamentösen Behandlung eine reduzierte Lebenserwartung resultieren.

cP kann Lebenserwartung reduzieren

Zudem ist neben anderen Sonderformen vor allem noch die *maligne Form der cP* zu nennen, die unter anderem durch rasch destruierende Gelenkveränderungen, massiv veränderte Entzündungsparameter und eine kaum auf medizinische Maßnahmen reagierende Entwicklung gekennzeichnet ist. Diese Form trägt wohl wesentlich zu dem Anteil von höchstens 15 % aller an einer cP Erkrankten bei, bei denen mit einem Verlauf zu rechnen ist, der die Betroffenen letztendlich bis zur Rollstuhlabhängigkeit führt (Raspe, Rehfisch & Genth-Stolzenburg, 1999).

cP gibt es auch im Kindesalter

Weiter wurde unter diese erste Gruppe die *juvenile chronische Polyarthritis* eingeordnet. Diese Erkrankung beginnt in der Regel vor dem 16. Lebensjahr und lässt sich in fünf voneinander abgrenzbare Formen differenzieren. Die Angaben zur Prävalenz und Inzidenz sind aufgrund mangelnder Studien sehr ungenau und schwankend. Ausgegangen wird von einer Prävalenz zwischen 0,06 % bis 0,1 % und einer Inzidenz von 0,6 bis 0,8 Erkrankungen je 1 000 Kindern (Hohmeister, 1989). Detailliertere Angaben zu Krankheitsbildern und Verlauf sind Zeidler (1989) zu entnehmen.

1.1.1.2 Die Spondylitis ankylosans

Sp. a. zählt ebenfalls zu den häufigsten entzündlich-rheumatischen Erkrankungen

Zur *seronegativen Spondylarthritis* ist als wiederum eine der insgesamt häufigsten entzündlich-rheumatischen Erkrankungen die *ankylosierende Spondylitis* (Sp. a.; synonym Spondylitis ankylopoetica; Morbus Bechterew) zu rechnen. Die Sp. a. ist vorwiegend durch eine Entzündung der Kreuzdarmbeingelenke sowie der Wirbelsäule gekennzeichnet. Auch hier sind die Häufigkeitsangaben recht unterschiedlich, sie schwanken von 0,1 % bis hin zu 2 % der Bevölkerung, wobei im Allgemeinen von einer Häufigkeit von 0,4 bis 0,5 % ausgegangen wird (Herold, 1994; Hohmeister, 1989). Die stark unterschiedlichen Zahlen ergeben sich daraus, dass die Qualität der diagnostischen Verfahren beständig verbessert wird und für diese Erkrankung die „wahre" Prävalenz erst noch zu erwarten ist. Aufgrund verfeinerter Diagnosemöglichkeiten werden Prävalenzraten bis hin zu 2 % angegeben (Herold, 1994).

Sp. a. muss von anderen rheumatischen Erkrankungen abgegrenzt werden

Differentialdiagnostisch ist die *Spondylitis ankylosans* von allen Erkrankungen des rheumatischen Formenkreises – insbesondere von den anderen entzündlichen und degenerativen Erkrankungsformen – abzugrenzen. Des Weiteren müssen bei der Diagnosestellung sowohl alle anderen entzündlichen und degenerativen Veränderungen der Wirbelsäule und des Beckens als auch z. B. neurologische Kompressionssyndrome, gynäkologische und urologische Affektionen berücksichtigt werden, weil diese gleichartige Schmerzen hervorrufen können.

Da sich außerdem die Erkrankungen Spondylitis ankylosans, Lumbago-Ischias-Syndrom und Low-Back-Pain hinsichtlich ihrer Schmerzsymptomatik ähneln, wird die richtige Diagnose häufig erst sehr spät gestellt. Insgesamt besteht Anlass zu der Vermutung, dass die Spondylitis ankylosans eher zu selten als zu häufig diagnostiziert wird (Hettenkofer, 1984). Eine frühzeitige Erkennung der Erkrankung ist aber wegen therapeutischer Maßnahmen besonders wichtig.

Die Diagnose der Spondylitis ankylosans resultiert weitgehend aus dem klinischen Bild, den röntgenologischen und den Laborbefunden. Hettenkofer (1984) stellt die in Tabelle 3 wiedergegebene Reihe von Symptomen als diagnoserelevant zusammen.

Tabelle 3:
Typische Symptome der Spondylitis ankylosans (aus Hettenkofer, 1984, S. 80)

Typische Symptome der Spondylitis ankylosans
1. Tiefsitzende Kreuzschmerzen, die zu nächtlicher Ruhestörung führen und sich nach Bewegung bessern
2. Schmerzen und Steifigkeit der Lendenwirbelsäule
3. Schmerzen und Steifigkeit der Brustwirbelsäule
4. Einschränkung in der Atembreite
5. Rezidivierende Iritis
6. HLA-B 27 – Antigen positiv
7. Röntgenologisch bilaterale Iliosakralarthritis
8. Röntgenologischer Nachweis von Syndesmophyten der Brust- und/oder Lendenwirbelsäule

Verdachtsdiagnose:	Zwei klinische Symptome, die länger als drei Monate bestehen, unterstützt durch das Vorliegen von HLA-B 27
Sichere Diagnose:	Ein Röntgenkriterium in Kombination mit zwei klinischen Symptomen 2–4

Die Spondylitis ankylosans verläuft in den allermeisten Fällen nicht letal; ein sehr geringer Teil der Patienten verstirbt aufgrund viszeraler Symptome (Aorteninsuffizienzen) oder – zu einem noch geringerem Teil – infolge von Nebenwirkungen der medikamentösen Therapie.

Immer wieder ist versucht worden, den Verlauf der Erkrankung in einer Stadieneinteilung abzubilden. Aufgrund der Vielgestaltigkeit des Krankheitsverlaufs ist bisher noch keine Einigung erzielt worden. Das hängt unter anderem damit zusammen, dass der Verlauf der Krankheit variabel und wechselhaft sein kann. Schübe und Remissionen können sich in unterschiedlichen zeitlichen Abständen abwechseln. Außerdem kann es in jeder Phase zu einem Stillstand der Krankheit kommen.

Die Mehrzahl der Patienten mit einem Erkrankungsalter zwischen 18 und 30 Jahren zeigt einen langsam progredienten Verlauf. Patienten mit früherem Beginn und Patienten mit peripherer Gelenkbeteiligung und Iritiden weisen dagegen häufig einen rascheren und schweren Verlauf auf. Einflussfaktoren sind weitgehend unbekannt. Allerdings zeigt sich eine Korrelation zwischen Schwere und Progredienz, vor allem für Patienten mit schwerer peripherer Gelenkbeteiligung und viszeralen Symptomen.

Sp. a. tritt häufig bereits im frühen Lebensalter auf

Zur Orientierung schlägt Albrecht (1974) vor, den Krankheitsverlauf in folgende Stadien einzuteilen:
- 1. Stadium: das Stadium der Iliosakralarthritis ohne Wirbelsäulenbeteiligung,
- 2. Stadium: das Stadium der Wirbelsäulenbeteiligung und
- 3. Stadium: das Spätstadium mit vollkommener Versteifung der Wirbelsäule.

Bezüglich der pathologischen Prozesse kann die Spondylitis ankylosans in verschiedene Stadien eingeteilt werden, wobei nicht jeder Patient alle Stadien durchlaufen muss.

Im Anfangsstadium der Erkrankung lassen sich an den Wirbel- und Iliosakralgelenken pathologisch-anatomisch nur gering ausgeprägte entzündliche Veränderungen nachweisen. Diese Veränderungen sind durch zwei Charakteristika gekennzeichnet: Zunächst proliferiert das Bindegewebe und verbindet in seiner Weiterentwicklung die Wirbelgelenke miteinander (Ossifikation). Dann findet eine Verknöcherung dieser Verbindung statt, die zu der Versteifung der Wirbelsäule führt.

Als zweites Charakteristikum können destruktive Prozesse an den Wirbelkörpern beobachtet werden, die die normalerweise konkaven ventralen Wirbelkörperbegrenzungen begradigen und durch Destruktionen zu den sogenannten Tonnenwirbeln führen können.

- *Klinisches Bild der Spondylitis ankylosans*

Hauptsymptom ist der nächtliche, tiefsitzende Kreuzschmerz

Als Leitsymptom des Initialstadiums einer Sp. a. gilt der nächtlich auftretende, tiefsitzende Kreuzschmerz in Ruhe, der teilweise ischialgiform bis in die Wade ausstrahlt (Hettenkofer, 1984). Außerdem kann dieser Schmerz in die Leistenregion projizieren. Von diesem Schmerz werden die Patienten typischerweise in der Nacht oder in den frühen Morgenstunden geweckt; in den meisten Fällen werden die Schmerzen nach Aufstehen und Bewegung geringer. Diese Frühsymptome können von unspezifischen Symptomen wie Schwächegefühl und subfebrilen Temperaturen begleitet werden.

Mit zunehmender Krankheitsdauer schmerzt und versteift die ganze Wirbelsäule immer mehr. Diese wachsende Versteifung ist mit einer Zunahme von Funktionseinschränkungen verbunden, die sich in einer Verschlechterung der ventralen und lateralen spinalen Flexions- sowie der Rotationsfähigkeiten äußern. Der Befall der Brustwirbelsäule führt außerdem zu einer eingeschränkten und schmerzhaften Atemaktivität. Der Endzustand der Spondylitis ankylosans, der aber nur von 25 % der Patienten erreicht wird, ist durch die totale Versteifung der Wirbelsäule mit stark veränderter Haltung gekennzeichnet (Trommelbauch mit fixiertem Rücken). Diese Versteifung kann auch in extrem ungünstigen Positionen erfolgen.

Häufige Begleitsymptome der Spondylitis ankylosans sind Arthritiden peripherer Gelenke, insbesondere der Schulter- und Hüftgelenke. Außerdem können jederzeit viszerale Symptome auftreten: Bei 30 bis 50 % der Fälle ist die Iritis (Regenbogenhautentzündung), seltener sind Aorteninsuffizienzen zu beobachten (Hettenkofer, 1984).

Im Labor ermittelte Indikatoren für das Auftreten und die Intensität spielen bei der Spondylitis ankylosans im Vergleich zu den anderen rheumatischen Erkrankungen eine untergeordnete Rolle. Eine Ausnahme bildet die Blutkörperchensenkungsgeschwindigkeit (BKS), die vielfach erhöht sein soll.

Desweiteren ist unter diese Krankheitsgruppe die *Arthritis Psoriatica* einzuordnen. Sie tritt bei ca. 4 bis 14 Fällen auf 10 000 Personen auf. Gekennzeichnet ist sie dadurch, dass gemeinsam mit der Arthritis und dieser im Krankheitsverlauf meist vorangehend eine Psoriasis der Haut oder Nägel auftritt. Dabei besteht aber zwischen der Schwere der Psoriasis und der Häufigkeit der Schübe sowie der Art der befallenen Gelenke kein Zusammenhang. Von der Arthritis befallen sind in erster Linie Finger und Zehengelenke, häufig auch Wirbelsäule und Iliosakralgelenke (Miehle, 1989).

1.1.1.3 Reaktive Arthritiden

Unter die *Reaktiven Arthritiden* fallen eine ganze Reihe unterschiedlicher Erkrankungen. Eine Untergruppe ist dadurch gekennzeichnet, dass sie als Zweiterkrankung nach gastrointestinalen oder urogenitalen Infekten auftritt. Besonders zu nennen ist das *Reiter-Syndrom*, das durch das gleichzeitige Auftreten verschiedener Symptome gekennzeichnet ist. Als klassisch gilt die Verbindung von Arthritis, Urethritis und Konjunktivitis/Iritis, zu der weitere Symptome wie Fersenschmerzen, Kreuzschmerzen und Schleimhautbefall treten können (Herold, 1994).

Auch das *rheumatische Fieber*, eine zunehmend seltener werdende Erkrankung, das durch Fieber sowie die Beteiligung des Herzens gekennzeichnet ist, und die *Lyme-Borreliose* fallen in diese Gruppe. Die Auftretenshäufigkeit der Borreliose ist je nach Verbreitung der Zecken, die Überträger der Krankheit sind, stark unterschiedlich. Die Erkrankung zeigt sich im Befall der Haut und kann neben den arthritischen Manifestationen auch Herz und Nervensystem betreffen, was zu einer entsprechenden Einteilung in unterschiedliche Stadien der Erkrankung geführt hat (Herzer, 1989).

1.1.1.4 Kollagenosen

Kollagenkrankheiten können lebensbedrohlich sein

Bei den *Kollagenosen* handelt es sich um eine Gruppe von Krankheiten, die sich vorzugsweise am Bindegewebe abspielen. Es handelt sich dabei um insgesamt seltene Erkrankungen. Die Kollagenkrankheiten können lebensbedrohlichen Charakter annehmen, da bei ihnen innere Organe wie Herz und Lunge mitbeteiligt sein können. Eine zentrale Stelle nimmt das Krankheitsbild des *systemischen Lupus erythematodes (SLR)* ein. Aufgrund verbesserter Diagnosemöglichkeiten können hier inzwischen auch mildere Formen identifiziert werden. Daher hat sich das Bild der seltenen, rapid fortschreitenden Krankheit mit schlechter Prognose verändert. Nach Kalden und Manger (1989) stellt sich das Bild der typischen SLE-Patientin heute folgendermaßen dar: „... eine junge Frau in zufriedenstellendem Allgemeinzustand mit Arthralgien, gelegentlichem Fieber und milder Hautsymptomatik wie Sonnenlichtempfindlichkeit oder Haarausfall (...)" (S. 11.1). Insgesamt ist davon auszugehen, dass die epidemiologischen Zahlen nach oben korrigiert werden müssen. Die gegenwärtigen Zahlen zur Inzidenz liegen zwischen 0,001 bis 0,008 %; Prävalenzangaben bewegen sich zwischen 0,006 bis hin zu 0,07 % (Hohmeister, 1989). Die Erkrankungshäufigkeit des SLE ist mit einem Geschlechterverhältnis von etwa 10:1 wesentlich größer bei Frauen. Beim SLE ist insbesondere die Mitbeteiligung des zentralen Nervensystems erwähnenswert, da es im Rahmen dieser Erkrankung auch zu psychotischen Erscheinungen kommen kann (Berlit, 1989).

Eine weitere, dieser Klasse zuzuschreibende Erkrankung stellt die *progressive systemische Sklerose* (systemische Sklerodermie) dar. Sie ist gekennzeichnet durch die Hauterscheinung der Sklerose unterschiedlichen Ausmaßes: Die Haut verändert sich in ihrer Konsistenz und Dichte und verliert ihre normale Elastizität. Vielfältige Organmanifestationen, insbesondere die Beteiligung der Nieren, führen zu oft schweren und tödlichen Verläufen. Typisch ist auch das Auftreten des Raynaud-Phänomens, d. h. ein Absterben der Fingerkuppen mit Ischämieschmerz sowie Nekrose der Fingerkuppen (Giordano, 1989). Ebenso wie beim SLE sind auch bei dieser Erkrankung Frauen häufiger betroffen (15:1). Die Inzidenz liegt bei etwa 0,0001 bis 0,0002 % (Hohmeister, 1989).

1.1.1.5 Vaskulitiden

Die letzte der unter die entzündlich-rheumatischen Erkrankungen aufzulistenden Erscheinungsformen ist die der *Vaskulitiden*. Hierbei handelt es sich um Gefäßentzündungen, die durch immunologische Prozesse ausgelöst werden und betroffene Organe schädigen. Unter den hier anzutreffenden Krankheitsbildern ist die *Polymyalgia rheumatica* als eine vor allem bei älteren Menschen häufiger anzutreffende Erkrankung hervorzuheben. Ihre Prävalenz steigt von 0,04 % bis zu 0,8 % bei den über 80-Jährigen. Die Inzidenz beginnt bei 0,003 % und erreicht eine Rate von bis zu 0,08 % bei über 50-Jährigen. Klinisch zeigt sie sich in einer allgemeinen Symptomatik wie Abgeschlagenheit und Müdigkeit, häufig auch Kopfschmerzen, aber insbesondere heftige, meist symmetrische Schmerzen im Schulter- sowie Beckengürtel bei gleichzeitiger Druckempfindlichkeit der Oberarme. Als diagnosesichernd gilt auch das prompte Ansprechen der Symptomatik auf initial hochdosierte Steroidgabe (Herold, 1994).

1.1.2 Degenerative Gelenk- und Wirbelsäulenerkrankungen

Die *degenerativen Gelenk- und Wirbelsäulenerkrankungen* sind unter dem Aspekt der Anzahl der betroffenen Organe nicht als die gravierendsten rheumatischen Erkrankungen zu betrachten. Sie stellen aber das insgesamt häufigste Krankheitsbild dar. So stellten beispielsweise Raspe und Kohlmann (1993) fest, dass die Punktprävalenz für Rückenschmerzen in Deutschland bei mindestens 30 %, die Jahresprävalenz sogar bei etwa 70 % liegt. Gelenkaffektionen finden sich etwas weniger häufig, nämlich bei 58 %, wobei die einzelnen Gelenke unterschiedlich häufig befallen sind (Hohmeister, 1989). Kennzeichnend für das Krankheitsbild ist, dass es meist im höheren Lebensalter auftritt und durch mechanische Zerstörung der Gelenkknorpelmasse zu teils massiven Schmerzen und gravierenden Bewegungseinschränkungen führt. Zu diesem Krankheitsbild und dessen Behandlungsmöglichkeiten sei auf Kröner-Herwig (2000) verwiesen.

Degenerative Erkrankungen sind die häufigsten rheumatischen Erkrankungen

1.1.3 Weichteilrheumatische Erkrankungen

Weichteilrheumatische Erkrankungen betreffen im Wesentlichen Muskulatur, Sehnen und Bänder. Häufig kann hier als Ursache für den erlebten Schmerz bei der medizinischen Untersuchung keine entsprechende organische Störung aufgefunden werden. In jüngerer Zeit hat hier vor allem das Krankheitsbild der *Fibromyalgie* Beachtung gefunden (Keel, 1992). Diese Erkrankung ist durch umfassende Schmerzen, spezifische besonders druckschmerzhafte Körperstellen (Tender-Points), und eine Schlafstörung, die mit beständiger Müdigkeit einhergeht, gekennzeichnet. In der Altersgruppe der 50- bis 69-Jährigen liegt die Häufigkeit für diese Erkrankung bei wenigstens 1 % (Härter, 1992).

Weichteilrheumatische Erkrankungen haben oft keinen identifizierbaren organischen Anteil

Insgesamt kann davon ausgegangen werden, dass ca. 90 bis 95 % aller rheumatischen Erkrankungen den degenerativen und weichteilrheumatischen zuzuordnen sind.

1.1.4 Pararheumatische Erkrankungen

Die letzte der in Tabelle 1 aufgeführten Erkrankungen betrifft die sogenannten *pararheumatischen*. Diese sind eher selten. Im Vordergrund stehen dabei andere Erkrankungen, der rheumatische Anteil ist nur begleitend vorhanden. Bekanntes Beispiel hierfür ist die Gicht, ebenso zählen aber auch Knochenschmerzen bei malignen Tumoren dazu. Gräfenstein (1997) differenziert in seiner Klassifikation die pararheumatischen Erkrankungen weiter in „Metabolische Knochenerkrankungen", worunter die Osteoporose und die Osteomalazie zu fassen sind und grenzt diese gegenüber den eigentlichen pararheumatischen Erkrankungen ab. Letztere umfassen danach ein weites Spektrum von ca. 85 Arten von Erkrankungen, von denen Gräfenstein (1997) folgende benennt:

Die paraneoplastischen Krankheiten, die primär oder in Form von metastasierenden Prozessen vorliegen; Bluterkrankungen, hierunter Leukämie, Hämophilie und Sichelzellenanämie; Neuropathien, worunter Algodystrophien, Epilepsie und Hemi-Paraplegie aufgeführt werden; Lungenerkrankungen wie die Sarkoidose oder das Bronchialkarzinom; Arthropathien bei Akne, auch bei Neurodermitis; venerische Infektionskrankheiten im Sinne klassischer Geschlechtskrankheiten sowie Aids; virale Arthritiden in Zusammenhang mit Mumps, Röteln, Hepatits B, Parvovirud B 19, Varizella-Zoster, Arboviren; endokrine Erkrankungen wie Hypophysentumore, Akromegalie, Hyperparathyreoidismus und Osteodystrophie; des Weiteren arzneimittelinduzierte Erkrankungen oder auch toxische Erkrankungen, die z. B. über Prednisolon-Entzug, Fluor, Antikoagulanzien oder auch Kalzium vermittelt sind. Als letzter Punkt sind schließlich noch Aseptische Knochennekrosen aufgeführt.

Zusammenfassend ist festzustellen, dass der Begriff „rheumatische Krankheiten" eine Vielzahl unterschiedlichster Krankheitsbilder umfasst. Ihr gemeinsames Kennzeichen ist, dass sie sich in erster Linie am Bewegungsapparat abspielen und der Betroffene an einem allumfassenden, chronischen Schmerz leidet. Dies führt ebenso wie entsprechende Zerstörungen der Gelenkstrukturen zu mehr oder weniger gravierenden funktionellen Einschränkungen. Dieses gemeinsame Erscheinungsbild lässt auch die Zuordnung unter einen gemeinsamen Krankheitsbegriff als sinnvoll erscheinen. Hauptaufgabe für die Betroffenen ist es, sich auf die Erkrankung einzustellen. Dies bedeutet, dass es in erster Linie darauf ankommt, ein zufriedenstellendes Leben zu führen, das vom körperlichen Gesundheitszustand unabhängig ist. Dies ist auch Ziel aller rehabilitativer Bemühungen.

2 Ätiologiekonzepte

Allgemein ist zu sagen, dass zum gesamten Spektrum, das den Begriff der rheumatischen Erkrankungen umfasst, nur in wenigen Fällen klare Vorstellungen über die Krankheitsätiologie bestehen. Dies ist etwa dann der Fall, wenn sich eine eindeutig nachweisbare Infektion etwa durch Zeckenbiss zeigt. Ansonsten ist selbst dann, wenn es sich um arthrotische Veränderungen handelt, die Frage offen, warum ein Individuum Veränderungen pathologischen Ausmaßes zeigt und ein anderes Individuum gleichen Alters und Geschlechts nicht. Bei den überwiegend mit entzündlichen Prozessen verbundenen rheumatischen Erkrankungen ist die Frage der Entstehung meist noch komplizierter. Hier werden in der Regel unterschiedliche medizinische, aber, im Gegensatz zu den Erklärungsansätzen bei degenerativen Erkrankungen, häufig auch konkurrierende oder ergänzende psychologische Ätiologietheorien formuliert.

Die Ätiologie ist für alle rheumatischen Erkrankungen weitestgehend ungeklärt

> **Beachte:** Die unterschiedlichen Ätiologietheorien spielen in der Versorgungsrealität alle noch eine mehr oder weniger große Rolle. Daher müssen alle Behandlergruppen über die für sie relevanten informiert sein, selbst wenn sie in ihrem Bezugssystem keine maßgebliche oder sogar wissenschaftlich nicht mehr haltbare Rolle spielen. Um diesen Anforderungen aus den praktischen Forderungen der Betroffenen gerecht werden zu können, sind daher die geläufigsten hier erwähnt. Sie können im Gespräch mit dem betroffenen Menschen Bedeutung erlangen, da dieser ja nach stimmigen Konzepten zur Einordnung seiner Erkrankung sucht.

Besonders ausführlich wurden psychologische Theorien für die chronische Polyarthritis bearbeitet.

2.1 Ätiologiekonzepte zur chronischen Polyarthritis

2.1.1 Medizinische Ätiologievorstellungen zur chronischen Polyarthritis

Betrachtet man die medizinische Seite, so lassen sich die Entstehungsvorstellungen zur chronischen Polyarthritis in drei Hypothesen fassen:

a) Die Autoimmunhypothese
b) Die Infektionshypothese
c) Die genetische Hypothese

2.1.1.1 Die Autoimmunhypothese

Ätiologie der cP ist in einer Dysregulation der Immunfunktionen zu finden

Diese Hypothese nimmt schon dadurch, dass die chronische Polyarthritis als Autoimmunkrankheit apostrophiert wird, einen besonderen Stellenwert ein. Grundpostulat ist, dass eine generelle Dysregulation des Immunsystems als Ausgangspunkt der Erkrankung anzusehen ist. Bei 70 bis 80 % der Erkrankten lassen sich auch Autoimmunphänomene in der laborchemischen Untersuchung nachweisen, nämlich die Bildung sogenannter Rheumafaktoren. Dies sind Antikörper gegen die eigenen Immunglobuline. Die Tatsache, dass diese Rheumafaktoren nicht bei allen Betroffenen zu finden sind, sowie das Fehlen eines Nachweises, dass bei der chronischen Polyarthritis globale und konstante Veränderungen des Immunsystems vorhanden sind, schränkt die Bedeutung der Autoimmunhypothese jedoch deutlich ein. Immunologische Prozesse sind jedoch unzweifelhaft an Entstehung und Verlauf entzündlich-rheumatischer Erkrankungen beteiligt. Deren genaue Diagnostik erlaubt sogar eine Spezifizierung der entsprechenden Erkrankungen. Hierzu sind nach Gräfenstein (1997) eine Reihe von immunologischen Diagnostikparametern heranzuziehen.

Tabelle 4:
Immunparameter in der Diagnostik enzündlich-rheumatischer Erkrankungen
(nach Gräfenstein, 1997, S. 43)

- Rheumafaktoren
- Antinukleäre Antikörper (ANA)
- Antineutrophilen-Zytoplasma-Antikörper (ANCA)
- Antiphospholipid-Antikörper (aPL)
- Immunkomplexe und Komplementfaktoren
- Histokompatibilitätsantigene

Bei den aufgelisteten Parametern handelt es sich überwiegend um solche, die Autoimmunprozesse bezeichnen, nämlich Antikörper gegen verschiedene Zellbestandteile, Zelltypen, Fette oder Eiweiße. Durch sie können spezifische Formen rheumatischer Erkrankungen unterschieden werden oder Hinweise auf die Aktivität und damit Schwere der Erkrankung gewonnen werden.

2.1.1.2 Die Infektionshypothese

Diese Hypothese basiert darauf, dass sowohl arthritisassoziierte Infektionskrankheiten als auch reaktive Arthritiden nach Infektionen mit arthritogenen Erregern nachgewiesen sind (Fehr, 1989).

Insbesonders wird in Bezug auf diese Ätiologievorstellung die „Epstein-Barr-Virus"-Hypothese diskutiert. Es finden sich bei Menschen mit chronischer Polyarthritis im Unterschied zu gesunden Menschen ungewöhnlich häufig spezifische Antigene gegen Zellen, die mit dem Epstein-Barr-Virus infiziert sind. Dieses Virus greift in die immunologischen Abläufe ein, in dem es die B-Zellen verändert und diese in unbegrenzt lebens- und vermehrungsfähige Zellen umwandelt. Dabei produzieren diese dann fortgesetzt Anti- und auch Autoantikörper. Zusammen mit einer angeborenen, eingeschränkten Funktionsstörung der T-Supressorzellen führt dies dann zu der die chronische Polyarthritis bewirkenden Autoimmunstörung.

Ausgangspunkt für die cP ist eine Viruskrankheit

2.1.1.3 Die genetische Hypothese

Immungenetische Untersuchungen zum Histokompatibilitätskomplex unterstützen die Auffassung einer genetischen Mitbedingtheit der chronischen Polyarthritis. So findet sich bei schwerer Erkrankten, die auch extraartikuläre Manifestationen aufweisen, in 92 % der Fällen das Allel HLA-DR4, ein gewebespezifisches, chromosomengebundenes Antigen (Fehr, 1989). Auch bei Zwillingsuntersuchungen finden sich bei monozygoten Zwillingen eine Krankheitsübereinstimmung von 30 %, während bei dizygoten Zwillingen diese Übereinstimmung nur 5 % beträgt. Insgesamt ist damit jedoch nur eine schwache Assoziation gegeben, so dass der genetische Faktor im Wesentlichen als ein prädisponierender Faktor zu verstehen ist, zu dem weitere Bedingungen hinzutreten müssen, um zum Ausbruch einer Erkrankung zu führen.

Die cP hat einen genetischen Hintergrund

Neben diesen medizinischen Hypothesen sind gerade aufgrund deren hypothetischen Charakters auch solche formuliert worden, die von einer Psychogenese der chronischen Polyarthritis ausgehen.

2.1.2 Psychologische Ätiologievorstellungen

Nach Raspe (1990) lässt sich die psychologische Forschung zur chronischen Polyarthritis drei grundlegenden Fragestellungen zuordnen:
1. Wieweit lässt sich die cP als psychosomatisch entstanden auffassen?
2. Wieweit werden Krankheitsausbruch, Krankheitsverlauf und Krankheitsausgang von psychologischen und sozialen Einflüssen mitbestimmt?
3. Welche psychosozialen Implikationen und Folgen bringt eine cP mit sich?

Den Ätiologievorstellungen sind die Punkte eins und zwei der oben genannten Auflistung zuzuordnen, während aus dem dritten genannten

Punkt besonders die Notwendigkeit psychologischer Interventionen zu begründen ist.

Ätiologievorstellungen, die psychologische Größen als entscheidend für die Entstehung einer chronischen Polyarthritis ansehen, können zum Teil als Spekulationen angesehen werden, darüberhinaus wurden aber auch zahlreiche empirische Studien unter der Fragestellung der Beteiligung psychischer Faktoren an der Krankheitsentstehung durchgeführt.

2.1.2.1 Psychosomatische Genese der chronischen Polyarthritis

Als eher spekulativ, aber für weitergehende Untersuchungen bedeutsam ist das *psychodynamische Modell* von Alexander (1977) anzusehen.

Vorstellungen zu einer spezifischen Rheumapersönlichkeit sind weit verbreitet

In dessen Theorieentwurf sind sieben klassische psychosomatische Krankheiten postuliert. Hierzu rechnet er die rheumatische Arthritis. Er beschreibt die chronische Polyarthritis als Folge einer prämorbid ausgebildeten Persönlichkeitsstruktur, deren wesentliche Merkmale Aggressionshemmung und Feindseligkeit seien. Weitere typische Merkmale seien bei diesen Patienten u. a. ein Hang zur Fügsamkeit bei äußerlicher oder selbstauferlegter Gewalt und masochistisch depressive Züge, die sich in übertriebenen Tendenzen zur Selbstaufopferung und Hilfsbereitschaft ausdrückten.

Psychodynamisch ist die Persönlichkeit als chronisch gehemmt, duldsam und nach innen gekehrt zu beschreiben. Dies resultiert aus einer frühen pathologischen Familienkonstellation. In den Familien von Polyarthritis-Patienten treffe man häufig auf starke, beherrschende und fordernde Mütter und komplementär dazu auf einen anlehnungsbedürftigen und nachgiebigen Vater. Diese Konstellation könne sowohl Gefühle der Abhängigkeit und Furcht wie auch gehemmte Aggressionstendenzen der Mutter gegenüber begünstigen. Schon früh lerne das Kind daher, seine Aggressionen gegen sich selbst zu wenden. Folgerichtig wurde von psychoanalytischer Seite die chronische Polyarthritis deshalb auch als Autoaggressionskrankheit interpretiert. Als pathogenetischer Mechanismus für die Gelenkentzündungen wird der durch die Aggressionsunterdrückung hervorgerufene, chronisch erhöhte Muskeltonus postuliert.

Eine Rheumapersönlichkeit ist empirisch nicht zu sichern

Dieser erste ätiopathogenetische Erklärungsansatz ist angesichts der Befunde zur Pathophysiologie der rheumatischen Arthritis nicht tragfähig. Der Verdienst dieses Ansatzes ist jedoch nicht gering, da er dazu beigetragen hat, den Blick auf zahlreiche psychologische Faktoren zu richten, die mit der Genese der chronischen Polyarthritis in Zusammenhang stehen können. Trotz der empirischen Befundlage finden sich aber nach wie vor zahlreiche therapeutische Vorgehensweisen, die sich diesem Ansatz verpflichtet fühlen. Insbesondere die Frage nach spezifischen Persönlichkeitsmerkmalen, die ursächlich mit dem Ausbruch der Krankheit in Zusammenhang stehen sollen, wurde wiederholt aufgegriffen.

In einer Reihe von Studien hat man mit Hilfe von standardisierten Testverfahren versucht, *spezifische Persönlichkeitsmerkmale von Polyarthritispatienten* nachzuweisen, wobei man zum Teil auf die von Alexander (1977) gegebenen Beschreibungen Bezug genommen hat. Insgesamt betrachtet sind die Ergebnisse jedoch zu wenig stimmig, um ihnen eine genauere Darstellung zu widmen.

Abgesehen von den methodischen Problemen, mit denen viele dieser Untersuchungen behaftet sind, konnte bislang kein allgemein gültiges Persönlichkeitsprofil gefunden werden, das für alle polyarthritischen Patienten zutrifft. Zudem wurde bis zum heutigen Zeitpunkt keine Persönlichkeitskonstellation nachgewiesen, von der angenommen werden kann, dass sie bereits vor der Erkrankung wirksam war und die Entwicklung der Erkrankung begünstigte (Köhler, Jauch, Höder & Koopmann, 1991). Schließlich macht die Mehrzahl der Studien es wahrscheinlich, dass die meist retrospektiv ermittelten Persönlichkeitseigenschaften (z. B. gehemmte Aggressivität, Duldsamkeit) nicht als Prädisposition zur Arthritis, sondern als Folge dieser chronischen Erkrankung zu interpretieren sind (Raspe, 1990).

Ein weiterer, der psychosomatischen Vorstellung zuzuordnender Zugang stellt die Vorstellung dar, dass besondere Lebensereignisse oder Stress zur Auslösung der Erkrankung beitragen können.

Die *Stresshypothese* geht – sehr allgemein gesprochen – davon aus, dass mehr oder weniger belastende objektive Reizbedingungen sich dem Individuum, vermittelt über seine Wahrnehmung und bewertet entsprechend seiner Lernerfahrung, subjektiv als Stressoren darstellen. Ein Vergleich dieser Anforderungs- oder Stressbedingungen mit den gegebenen Bewältigungsmöglichkeiten des Individuums führt im ungünstigen Fall zu Stress, der nun wiederum die Ausbildung oder den Verlauf einer rheumatoiden Arthritis beeinflusst (Köhler, 1992).

Der Zusammenhang zwischen Belastungen und einer cP ist nicht eindeutig

Die Verbindung zwischen Stress und Krankheitsgeschehen wird über das Immunsystem hergestellt. Dieses wird vermutlich über das Hypothalamus-Hypophysen-Nebennierenrinden-System, über die Ausschüttung von Katecholaminen und über direkte stresskontingente Steuerung immunologisch wichtiger Organe wie Thymus und Milz beeinflusst (Klosterhalfen, 1987). Ereignisse, die in diesem Zusammenhang untersucht wurden, waren z. B.
– familiäre Konflikte
– Scheidung oder Trennung

- Tod naher Angehöriger
- Veränderungen der gewohnten Lebenssituation
- Psychosoziale Belastungen allgemein.

Aus den Ergebnissen kann jedoch nicht eindeutig ein direkter Zusammenhang zwischen den entsprechenden Ereignissen und dem Ausbruch einer chronischen Polyarthritis abgeleitet werden (Kopp, 1998). Die Ergebnisse der Forschung im Bereich der Stresshypothese, die sich auch tierexperimenteller Untersuchungen bedient, scheinen im Augenblick erfolgversprechender zu sein.

Insgesamt kann die Stresshypothese in der heute vorliegenden, noch sehr allgemein gehaltenen Form lediglich global immunologische Veränderungen erklären, ohne jedoch Gründe gerade für die Ausbildung einer speziellen Autoimmunerkrankung wie der cP zu geben.

Zusammenfassend betrachtet ist, sowohl was die Persönlichkeits- als auch Stresshypothese betrifft, mehr oder weniger explizit die Annahme einer reinen Psychogenese der rheumatischen Arthritis aufzugeben. Korrekter ist es, nicht von einem direkten Einfluss, sondern von einer möglichen Wechselwirkung zwischen psychischen und anderen Faktoren und dem Krankheitsausbruch zu sprechen.

2.1.2.2 Interaktion zwischen psychischen Faktoren und Krankheitsverlauf

Die Fragestellung lautet hier, inwieweit Krankheitsausbruch, Krankheitsverlauf und Krankheitsausgang von psychischen und sozialen Einflüssen mitbestimmt werden (Raspe, 1990). Viele psychische Auffälligkeiten sind sicherlich als Folge der chronischen Erkrankung zu sehen, können aber wiederum ihrerseits die Progredienz und Schwere der Erkrankung in gewisser Weise beeinflussen.

Bei den bisherigen Studien standen neben zahlreichen Stressuntersuchungen vor allem Fragen nach dem Zusammenhang von Depression, Hilflosigkeit, Schmerzerfahrung, Angst und Bewältigung der körperlichen Beeinträchtigung im Vordergrund.

Es können günstige und ungünstige psychologische Faktoren für den Verlauf einer cP angenommen werden

Aus der folgenden Zusammenfassung der bei Kopp (1998) referierten Studien geht hervor, dass zur Frage der Interaktion zwischen spezifischen psychischen Faktoren und daraus ableitbaren spezifischen Krankheitsverläufen keine eindeutigen Aussagen möglich sind. Günstigere Krankheitsverläufe lassen sich in Zusammenhang bringen mit niedrigerer Depression oder Verbesserung depressiver Stimmung, wobei Patienten mit chronischer Polyarthritis aber nicht notwendigerweise depressiv sind. Weiter scheint die Überzeugung, auf den eigenen Krankheits- und Genesungsprozess Einfluss nehmen zu können, positiv zu sein. Aber auch das Erleben negativer Emotionen bezüglich der Krankheit wie depressive und ängstliche Symptome und deren Akzeptanz konnten in Zusammenhang mit eher positiven Verläufen gebracht werden.

Negative Krankheitsverläufe scheinen dagegen mit höherer Ängstlichkeit, Apathie, Depressivität, emotionaler Labilität, Hoffnungslosigkeit sowie einem Mangel an Bewältigungsfertigkeiten assoziiert zu sein. Auch nach Außen gerichtete Feindseligkeit sowie eine hohe Belastetheit durch die Erkrankung scheinen mit eher negativen Verläufen verbunden zu sein.

Ungünstige Verläufe scheinen mit erhöhter Angst, Depression und verminderter Bewältigungsfertigkeit assoziiert

Dem stehen jedoch Ergebnisse gegenüber, aus denen sich keinerlei Beziehungen zwischen bestimmten Belastungen und dem Krankheitsverlauf ableiten lassen.

Risiken für den Krankheitsverlauf können auch im Verhalten des Kranken liegen. Wenn man beispielsweise der ärztlich vorgeschlagenen Therapie (z. B. mit Basistherapeutika oder operativen Eingriffen) eine den natürlichen Verlauf beeinflussende Wirkung zuschreibt, scheint diese Wirkung im wesentlichen Maße auch von der Compliance der Patienten abhängig zu sein. Obwohl die klinische Erfahrung zeigt, dass diese nicht immer im gewünschten Maße gegeben ist, liegen bislang keine kontrollierten Studien vor, die die Bedeutung der Compliance für den Krankheitsverlauf klären könnten (Raspe, 1990).

Compliance ist ein wesentlicher Faktor in der Krankheitsentwicklung

Insgesamt betrachtet lässt sich der Einfluss psychischer Faktoren auf den Krankheitsprozess in Größe und Richtung nicht eindeutig bestimmen. Es zeichnet sich jedoch eine Tendenz in den bislang durchgeführten Untersuchungen ab, dass er vorhanden ist. Die Heterogenität der Ergebnisse macht jedoch auch bei dieser Fragestellung deutlich, dass hier keine einfachen Ursache-Wirkungsbeziehungen aufzufinden oder zu erwarten sind.

2.1.3 Verhaltensmedizinisches Krankheitsmodell

Im hypothetischen verhaltensmedizinischen Krankheitsmodell wird von einem Zusammenwirken der verschiedenen vorgenannten Faktoren ausgegangen.

Wie in Abbildung 1 dargestellt, ist dieses Modell im Sinne eines Systemmodells zu verstehen. Demnach können keine eindeutigen ursächlichen Komponenten angegeben werden und es ist somit nicht streng zwischen solchen und den Verlauf modifizierenden Faktoren zu unterscheiden. Am Anfang einer Krankheitsentwicklung könnte jedoch hypothetisch das Zusammentreffen von Schädigungsfaktoren, genetischer Prädisposition und psychologischer Situation, eventuell sogar psychologischer Prädisposition stehen. Ein Zusammenwirken der genannten Faktoren kann sich auf im-

Verknüpfung vieler Faktoren scheint entscheidend für Krankheitsentstehung und -entwicklung

munologische Reaktionsabläufe auswirken. Ebenso können sie bestimmte strukturelle Störungen im Gelenkstoffwechsel bedingen. Verhaltensfaktoren können im Zusammenspiel mit einer entsprechenden Disposition auch zu einer direkten mechanischen Schädigung des Gelenks beitragen.

Inwieweit dann aus einem bestehenden medizinischen Schadensbild eine entsprechende Schädigung entsteht, ist ebenfalls noch über Verhaltensfaktoren modifizierbar. Beispielsweise ist hier ein entsprechendes Gesundheits- und Krankheitsverhalten oder die Compliance mit Behandlungsmaßnahmen auf dem Hintergrund einer entsprechenden Krankheitsverarbeitung zu nennen.

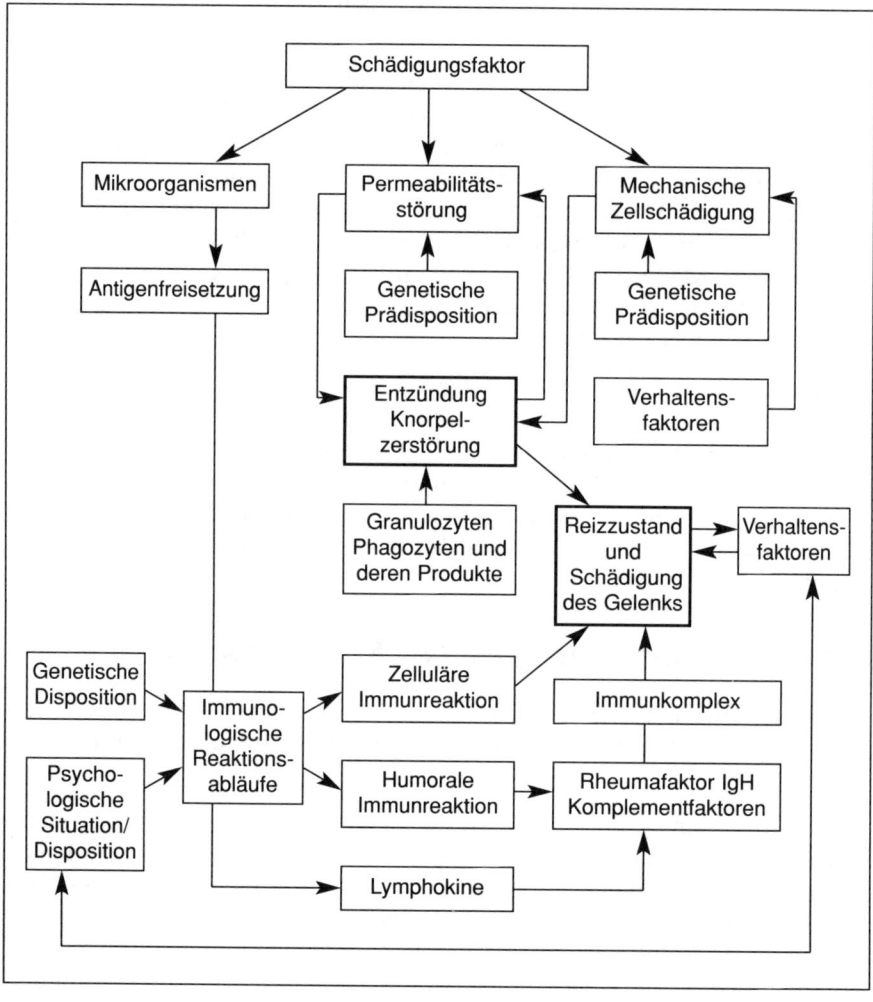

Abbildung 1:
Verhaltensmedizinisches Krankheitsmodell

2.1.4 Psychosoziale Probleme als Folge der chronischen Polyarthritis

Ein weiterer psychologischer Ansatz, der im Gegensatz zu den vorgenannten auch strikt somatisch Denkende überzeugt, befasst sich mit den Folgen der Erkrankung und den Möglichkeiten ihrer Bewältigung. Es scheint plausibel, dass eine anhaltend schmerzhafte, behindernde und gestaltverändernde Erkrankung soziale und psychische Probleme mit sich bringen muss.

Wie bereits aus der Darstellung des Krankheitsbildes deutlich wurde, ergeben sich für Patienten mit chronischer Polyarthritis eine Vielfalt an Belastungen. Zunächst kann zwischen Belastungen unterschieden werden, die sich im Zusammenhang mit der Diagnosestellung ergeben und solchen, die bei länger dauernder Erkrankung zu finden sind, wobei sich in der Regel Phasen der Krankheitsaktivität mit stabileren Phasen abwechseln. Belastungen zum Zeitpunkt der Diagnosestellung sind beispielsweise intensive, langanhaltende Schmerzen, das Treffen von Entscheidungen im Hinblick auf die medizinische Behandlung, die zeitweilige Herausnahme aus dem Arbeitsprozess, die Information der Familienmitglieder oder die sich plötzlich verändernde Lebensperspektive. Bei länger dauernder Krankheit stehen in Phasen der Krankheitsaktivität unmittelbare Probleme wie Schmerz und Gelenksteifigkeit im Vordergrund, während es in stabileren Phasen darum geht, mit dem aktuellen Niveau der Behinderung sowie der Unsicherheit über die zukünftige Gesundheit fertig zu werden. Nach einem Vorschlag von Raspe (1989) lassen sich bei der chronisch gewordenen Erkrankung drei Gruppen von Belastungsfaktoren unterscheiden:

Belastungen ergeben sich aus unterschiedlichen Problemstellungen zu unterschiedlichen Zeitpunkten

Krankheitsübergreifende Belastungen, also Belastungen, die die chronische Polyarthritis mit anderen chronischen Erkrankungen gemeinsam hat, Belastungen, die sich daraus ergeben, dass die von der Erkrankung Betroffenen zu Dauerpatienten werden sowie für die chronische Polyarthritis typische Belastungen. Tabelle 5 gibt einen Überblick über solche Belastungsfaktoren.

Die in Tabelle 5 genannte Aufteilung ist jedoch nicht sehr trennscharf. So betont auch Raspe (1990), dass sich die spezifischen Lasten der Menschen mit einer chronischen Polyarthritis mit denen des chronisch Kranken und denen des Dauerpatienten vielfach überschneiden. Hebt man in dieser Aufzählung einzelne Punkte besonders hervor, so findet sich, dass die Auswirkungen der chronischen Schmerzen besonders gut untersucht sind. Die emotionalen Beeinträchtigungen infolge von Schmerzen spielen eine wichtige Rolle. Als solche Beeinträchtigungen wurden vor allen Dingen Depression und Hilflosigkeit, Ärger und Wut sowie eine ängstlich-skeptische Erwartungshaltung, mangelndes Selbstwertgefühl, sozialer Rückzug und Aktivitätseinschränkungen als mögliche Reaktionen auf chronische Schmerzen gefunden.

Probleme: Depression, Umgang mit Unsicherheit

Ein weiterer wichtiger Faktor sind die Funktionseinschränkungen. Hier zeigt sich, dass eine erhöhte Depressivität eher an das Ausmaß dieser Einschränkungen als an die Krankheitsdauer gekoppelt ist. Neben Schmerz und Funktionseinschränkung ist noch der Umgang mit den verschiedenen Unsicherheiten in Verlauf und Behandlung der Erkrankung ein wesentlicher Beeinträchtigungsfaktor, der verschiedentlich sogar als eines der größten Probleme im Umgang mit der chronischen Polyarthritis bezeichnet wurde.

Tabelle 5:
Belastungen bei Menschen mit chronischer Polyarthritis

Für die chronische Polyarthritis typische Belastungen
– Schmerz
– Gelenkveränderungen mit Funktionsverlusten
– Kraftlosigkeit
– Beschränkte und ungewisse Wirksamkeit von Therapie
Belastungen als Dauerpatient
– Furcht vor unerwünschten medikamentösen Wirkungen
– Furcht vor eingreifenden Behandlungsmaßnahmen
– Anhaltende, zeitintensive Therapiebedürftigkeit
Belastungen als chronisch Kranker
– Ungewissheit des Krankheitsverlaufs
– Soziale Isolation
– Reaktionen der Umwelt auf die Erkrankung (Stigma)
– Veränderte Rollen bezüglich Beruf, Familie und weiteren sozialen Funktionen

Psychologische Belastungen sind nicht aus dem Maß der körperlichen Beeinträchtigung abzuleiten

Daraus ergibt sich für Menschen mit chronischer Polyarthritis ein hohes Ausmaß an psychischer Belastung insgesamt. Dies führt aber nicht zwangsläufig zu psychischen Problemen. „Psychische und physische Andersartigkeit" müssen sich nicht zwangsläufig entsprechen. Es ist im Gegenteil zu unterstreichen, dass eine körperliche Behinderung nicht notwendigerweise an psychische Auffälligkeiten gekoppelt ist und dass Art und Ausmaß von Anpassungsschwierigkeiten oder Fehlanpassungen nicht von Art und Schwere der Schädigung abhängen müssen. In verschiedenen Studien werden bei maximal 35 % der Untersuchten eine relevante psychische Auffälligkeit festgestellt, daneben gibt es auch Untersuchungen, in denen sich sogar nur bei 0 bis 16 % dieser Personengruppe solche Auffälligkeiten fanden (Zusammenfassend bei Jungnitsch, 1992).

Dies impliziert, dass therapeutische Interventionen nicht von gleichen psychischen Beeinträchtigungen aufgrund ähnlicher körperlicher Schädigungen ausgehen können, sondern interindividuell unterschiedliche Anpassungskompetenzen berücksichtigen müssen.

Bei der Spondylitis ankylosans zeigen sich ganz ähnliche Themen und Probleme, wie sie vorhergehend für die chronische Polyarthritis dargestellt wurden. Insofern finden sich bei diesen Erkrankungen bei aller sonstigen Verschiedenheit ähnliche Aspekte. Dies betrifft einmal die unsichere Befundlage bezüglich ihrer Ätiologie. Zum anderen sind sie auch bezüglich der Bedeutung, die psychologische Faktoren für den Verlauf der Erkrankung haben, vergleichbar. Nicht zuletzt zeigen sich auch ähnliche persönliche Auswirkungen dieser Erkrankungen auf die betroffenen Menschen.

2.2 Ätiologievorstellungen zur Spondylitis ankylosans

Die Ursachen der Erkrankung sind letztlich – wie bei den meisten entzündlichen Erkrankungen des rheumatischen Formenkreises – unbekannt. Diskutiert werden auch hier medizinische, psychosomatische und multifaktorielle Verursachungstheorien.

2.2.1 Medizinische Ätiologievorstellungen zur Spondylitis ankylosans

Bei der Spondylitis ankylosans (Sp. a.) wird ein genetischer Faktor angenommen. Dieser wird im Zusammenwirken mit anderweitigen Auslösefaktoren als verursachend angesehen. Diese weiteren Faktoren sollen dabei chronische Entzündungsherde der Prostata, der Harnwege oder des Verdauungstraktes sowie mikrobielle Antigene wie Chlamydien oder Mykoplasmen sein. Allerdings fehlen bisher schlüssige Beweise (Gräfenstein, 1997).

Als genetischer Faktor konnte besonders ein Genort des 6. Chromosoms identifiziert werden, der sich als beschriebenes Blutgruppenmerkmal HLA-B 27 bei 90 bis 95 % der Patienten mit Spondylitis ankylosans, in der gesunden Population dagegen nur bei 68 % nachweisen lässt. Dieses Merkmal scheint, möglicherweise zusammen mit anderen Genorten des 6. Chromosoms, besonders für den Befall des Achsenskeletts eine prädisponierende Rolle zu spielen (Gräfenstein, 1997). Das Morbiditätsrisiko steigt bei HLA-B 27-Trägern erheblich; allerdings können auch Erkrankungen ohne das Antigen beobachtet werden.

Ein genetischer Faktor scheint in der Genese der Sp. a. wahrscheinlich

Somit macht der HLA-B 27-Befund bei entsprechendem klinischen Bild eine Spondylitis ankylosans wahrscheinlich, er bedeutet aber nicht die Diagnose. Ein Negativbefund schließt eine Erkrankung nicht aus.

Das Histokompatibilitätsantigen ist außer mit der Spondylitis ankylosans noch mit anderen, entzündlichen rheumatischen Erkrankungen assoziiert

(Reiter-Syndrom ca. 90 %, Psoriasisarthritis ca. 60 % der Fälle), so dass die antizipierte genetische Komponente nicht allein für die Pathogenese der Spondylitis ankylosans verantwortlich sein kann. Im Gegensatz zur chronischen Polyarthritis, bei der eine Vielzahl von möglichen Einflussfaktoren diskutiert wird, liegen aber bei der Spondylitis ankylosans nur sehr wenige Erklärungsansätze vor.

2.2.2 Psychologische Ätiologievorstellungen zur Spondylitis ankylosans

Im Rahmen der Psychologie sind nicht viele Untersuchungen und Studien zu dieser Thematik zu finden; auch innerhalb der Erforschung der rheumatischen Erkrankungen hat die Spondylitis ankylosans hinter der chronischen Polyarthritis und dem sogenannten Weichteilrheumatismus nur einen untergeordneten Stellenwert. Ansatzweise lassen sich die Beiträge hierzu analog zu denen für die chronische Polyarthritis gliedern. So findet sich auch zur Sp. a. ein psychosomatischer Erklärungsansatz.

2.2.2.1 Psychosomatische Genese

Psychosomatische Erklärungen sind kaum zu erhärten

Hinsichtlich krankheitsspezifischer bedeutsamer Persönlichkeitsmerkmale von Patienten mit Spondylitis ankylosans sind historisch zunächst psychoanalytisch orientierte Untersuchungen und Theorien zu betrachten. Spondylitis ankylosans Patienten wurden als Personen mit narzisstischer Konfliktstruktur und einer Tendenz zur Aggressionshemmung geschildert. Außerdem seien Ehrgeiz und intellektuelle Eigenschaften stark ausgeprägt. Dies ergibt ein Bild besonders starker Leistungsorientierung bei gleichzeitig erhöhtem Anspruchsniveau.

Weintraub (1983) stellte auf der Basis von Anamnesen bei Patienten mit Spondylitis ankylosans im Vergleich zu solchen mit chronischer Polyarthritis ein erhöhtes Ausmaß exzessiver Lebensweisen mit sexuellen Ausschweifungen fest. Weiterhin wurde von vielen sportlich-motorischen Betätigungen bei diesen Patienten berichtet. Der Beginn der Krankheit erfolgt nach Weintraub (1983) häufig nach äußerlichen Veränderungen der bisherigen Lebensweise wie Berufs- oder Wohnortwechsel, durch die die sexuellen und aggressiven Bedürfnisse nicht mehr erfüllt werden könnten. Im Vergleich zu den chronischen Polyarthritikern wurden die Patienten mit Spondylitis ankylosans als aktivierbarer, ehrgeiziger und insgesamt optimistischer beschrieben.

Aufgrund methodischer Mängel der psychoanalytisch orientierten Untersuchungen (z. B. die relativ kleinen Kollektive) sind die dargestellten Ergebnisse nur unter Vorbehalt zu interpretieren. Dies gilt insbesondere auch für den theoretisch aufgestellten Ursachenzusammenhang, der in der zuletzt genannten Untersuchung von Weintraub (1983) hervorgehoben wurde.

Viele Untersuchungen wurden außerdem an bereits Erkrankten durchgeführt; auf dieser Grundlage ist die Klärung ursächlich an der Krankheit beteiligter Persönlichkeitsvariablen nicht möglich.

2.2.2.2 Interaktion psychischer Faktoren mit dem Krankheitsverlauf

Untersuchungen, die wie bei der chronischen Polyarthritis explizit der Frage nachgehen, inwieweit psychische Faktoren Einfluss auf den Verlauf einer Sp. a. haben, wurden meines Wissens nach bisher nicht durchgeführt. Vielmehr wird ein nicht weiter dargestellter Einfluss von Persönlichkeitsmerkmalen und -veränderungen auf den Verlauf der Erkrankung postuliert. Die Veränderungen beziehen sich in erster Linie auf das Merkmal Depressivität. Erhöhte Depressivitätswerte werden in Zusammenhang mit der Prozessaktivität der Erkrankung beobachtet, nicht jedoch mit der Dauer der Erkrankung oder den Krankheitsstadien. Die Beziehung zwischen der Krankheitsaktivität und der Depressivität scheint aufgrund verstärkter Schmerzen und wachsender Versteifung in Phasen erhöhter Krankheitsaktivität plausibel.

Erhöhte Krankheitsaktivität kann erhöhte Depressivität bewirken

Ansonsten erscheinen die Menschen mit Sp. a. in ihrer Persönlichkeit eher stabil. Verschiedene Studien beschreiben sie als weniger nervös, körperlich besorgt und von der Krankheit belastet als Menschen mit anderen chronischen Krankheiten wie z. B. einer chronischen Polyarthritis oder solchen nach einem Herzinfarkt. Bei Untersuchungen mit Persönlichkeitstests wie dem FPI oder dem Gießen-Test liegen sie im Normalbereich. Auffällig scheint lediglich ein ausgeprägtes Maß an Leistungsorientierung bei gleichzeitig erhöhtem Anspruchsniveau zu sein.

Menschen mit Sp. a. werden allgemein als stabil betrachtet

Höhere Ausprägungen als bei anderen Patienten finden sich hinsichtlich des Wissensstandes bezüglich ihrer Krankheit und deren Beeinflussung. Ebenfalls hinsichtlich des Belastbarkeits- und Schmerzempfindens sowie beim Wunsch nach weniger Außenkontrolle im und mehr Durchlässigkeit beim Therapieverlauf war eine Erhöhung bei den Patienten mit Spondylitis ankylosans feststellbar (zusammenfassend Stöveken, 1990).

Vergleicht man diese Befunde mit denen von anderen chronischen Erkrankungen, fanden sich bei Menschen mit einer Spondylitits ankylosans nach den wenigen bisher vorliegenden Ergebnissen eher für den Verlauf der Erkrankung günstige psychische Merkmale. Dies ist jedoch nicht damit gleichzusetzen, dass für diese Personengruppe keine Belastungen aus der Erkrankung resultierten.

2.2.2.3 Psychosoziale Probleme als Folge der Spondylitis ankylosans

Bei der Sp. a. lassen sich ähnliche Einteilungsmerkmale für die aus der Erkrankung resultierenden Belastungen finden wie bereits bei der cP dargestellt. Zunächst sind solche zu nennen, die in Zusammenhang mit dem Verlauf der Erkrankung zu sehen sind. So lässt sich die psychologische Problematik in Verbindung zum medizinischen Verlauf der Krankheit aufzeigen. Entsprechend den medizinischen Krankheitsstadien ergaben sich verschiedene psychologische Problemstellungen.

Psychosoziale Folgen verändern sich im Krankheitsverlauf und sind vielfältig

Im klinischen Verdachtsstadium müssen die Patienten mit Beschwerden, die medizinisch noch nicht objektivierbar sind, zurechtkommen. Die Patienten fühlen sich dabei häufig allein gelassen. Fehldiagnosen können diese psychische Belastung noch verstärken. Soziale Probleme können sich ergeben, wenn die Patienten von ihrer Umwelt als Simulanten betrachtet werden. So kann der Patient das Gefühl bekommen, mit seiner Krankheit auch seitens seiner Familie und der Ärzte nicht ernst genommen zu werden.

Häufige Belastung durch Unsicherheit der Diagnose

Die Diagnosestellung der Erkrankung bedeutet zum einen die „Befreiung" vom Status des Simulanten. Therapeutische Behandlungsmaßnahmen können eingeleitet werden. Zum anderen bedeutet die Diagnose aber auch die erste Konfrontation mit einer chronischen Krankheit. Die Antizipation möglicher extremer Verläufe ruft ebensolche antizipierte Verlusterlebnisse (z. B. den Verlust der körperlichen Attraktivität) hervor. Aufgrund der äußerlich noch kaum oder nur vorübergehend wahrnehmbaren Krankheitsmanifestation ist ein Verbergen der Sp. a. vor anderen aber noch möglich.

Von diesem Zeitpunkt an sind die Belastungen, wie sie chronisch kranke Menschen erleben, auch für den Patienten mit Sp. a. gegeben. Wendet man die von Raspe (1989) für die cP vorgeschlagene Dreiteilung der Belastungen auch für die Sp. a. an, ergibt sich in der Übersicht nach Tabelle 6 folgendes Bild.

Tabelle 6:
Anpassungsaufgaben bei Menschen mit Spondylitis ankylosans

Für die Spondylitis anklysosans typische Belastungen

- Starke, vor allem auch nächtliche Schmerzen sowie Schmerzen nach Bewegung
- Zunehmende Versteifung der Wirbelsäule
- Veränderung des äußeren Erscheinungsbildes; Endgültigkeit der Wirbelsäulenversteifung und der stark veränderten Körperhaltung
- Bedeutung der genetischen Komponente der Erkrankung für die Familienplanung

Belastungen als Dauerpatient

- Furcht vor unerwünschten medikamentösen Wirkungen und Abhängigkeit von Analgetika
- Konsequent durchzuführende Krankengymnastik und konsequentes Gesundheitsverhalten in Form von Vermeidung von Rauchen und Übergewicht
- Anhaltende, zeitintensive Therapiebedürftigkeit

Belastungen als chronisch Kranker

- Ungewissheit des Krankheitsverlaufs
- Bewältigung von Problemen, die durch eigene Reaktionen auf die Krankheit entstehen
- Bewältigung von Problemen, die in Folge der Erkrankung von Reaktionen der Umwelt ausgelöst werden (Stigma)

Die Beeinträchtigung durch die starken Schmerzen geben Patienten mit Sp. a. als eine der stärksten Belastungsquellen an. Bezüglich des äußeren Erscheinungsbildes scheint sich ein Einfluss des Diagnosealters bzw. der Krankheitsdauer zu ergeben. Patienten, die ihre Diagnose seit 8 bis 15 Jahren kannten, sowie die 43- bis 48-Jährigen zeigten erheblich mehr Probleme mit diesem Faktor ihrer Krankheit und bagatellisierten wesentlich weniger. Dabei ist die Möglichkeit zu berücksichtigen, dass dieser Zusammenhang mit den funktionellen Einbußen und dem Sichtbarwerden äußerer Veränderungen konfundiert ist. Dieser Bereich wird als besonders negativ empfunden.

Schmerzen stellen eine der größten Belastungen dar

Die Frage nach der genetischen Komponente der Erkrankung und deren Einfluss auf die Familienplanung ist meines Wissens nach noch nicht systematisch untersucht. Da aber die Patienten mit Sp. a. meist jüngeren Alters sind, spielt sie doch eine große und vermutlich bislang vernachlässigte Rolle. Dies ist aus vielen Beratungsgesprächen mit betroffenen Menschen abzuleiten.

Bei den Belastungen als Dauerpatient zeigen sich vor allem solche, die mit den beruflichen Zielen der Patienten nicht in Einklang zu bringen sind. Es werden daher weniger die Belastungen bezüglich der Medikamente oder der für die Funktionserhaltung aufzuwendenden Zeit angegeben, als vielmehr die durch diese Zeiten bedingten Unterbrechungen der Alltagsroutine. Somit stehen die Belastungen als chronisch Kranker im Vordergrund.

Untersuchungen zu beruflichen Einschränkungen zeichnen ein unklares Bild für die Patienten mit Spondylitis ankylosans. Einerseits konnten Menschen mit dieser Erkrankung länger als andere chronisch kranke Menschen in ihren Berufen verbleiben und ihr Einkommensniveau aufrecht erhalten, andererseits wurden vielfach berufliche Einschränkungen, vor allem eine Verringerung beruflicher Aufstiegschancen beklagt.

Am häufigsten wurden jedoch Veränderungen in den Bereichen „Hobby und Freizeit", „seelische Verfassung und Selbstvertrauen" sowie in dem Bereich „äußeres Erscheinungsbild" wahrgenommen. Am negativsten wurden die Veränderungen im „äußeren Erscheinungsbild" bewertet. Der Lebensbereich „Beruf und finanzielle Situation" wurde wie die Bereiche „Hobby und Freizeit" sowie „seelische Verfassung und Selbstver-

Vielfältige Belastungen im persönlichen Bereich

trauen" ebenfalls als sehr negativ bewertet. Diese letztgenannten Bereiche sind einerseits von den eigenen Reaktionen auf die Erkrankung, andererseits von den Reaktionen der Umwelt geprägt.

Insgesamt ergibt sich auch für Menschen mit einer Spondylitis ankylosans ein nicht unbeträchtliches Maß an Belastungsfaktoren. Dieses wird allerdings durch das hohe Ausmaß an positiv erscheinenden Bewältigungsvoraussetzungen relativiert, die gerade für diese Menschen eine besonders günstige Bedingung für die Vermittlung weiterer psychologischer Bewältigungsstrategien darstellen können.

3 Diagnostik und Indikation

Medizinische Diagnostik als Klassifikationsgrundlage

In der Diagnostik bei rheumatischen Erkrankungen steht zweifelsohne zunächst die medizinische Diagnostik im Vordergrund. Sie leistet den Hauptbeitrag für die Zuordnung der Krankheitsbilder zu unterschiedlichen Klassifikationsgruppen.

3.1 Medizinische Diagnostik

In der medizinischen Diagnostik stellen die Elemente
– Anamnese
– Klinische Untersuchung
– Labordiagnostik
– Bildgebende Verfahren und weiterführende Untersuchungsmethoden
die zentralen Bestandteile dar.

Bei der Anamnese steht die Exploration der Entwicklung und Manifestation von Schmerzen, die das Kardinalsymptom rheumatischer Erkrankungen darstellen, im Vordergrund. Hierzu formuliert Gräfenstein (1997) eine Zusammenstellung von „Kardinalfragen" (vgl. Tabelle 7). Diese Fragen erlauben eine erste Orientierung und sind in ihren Ergebnissen auch für den Psychologen wichtig.

Die *Labordiagnostik*, in der eine Reihe von Parametern des Blutbildes erhoben werden, erlaubt eine Abgrenzung entzündlicher von nichtentzündlichen Erkrankungen sowie in bestimmten Fällen, bei denen spezifische Immunparameter festgestellt werden können, sogar eine genaue diagnostische Zuordnung zu spezifischen rheumatischen Krankheitsbildern.

Bei den bildgebenden Verfahren steht die Röntgendiagnostik im Vordergrund. Über diese sind sowohl diagnostische Einordnungen zu treffen, sie erlauben aber vor allem die Einschätzung des Fortschreitens bei entzündlich-rheumatischen Erkrankungen. Zusätzlich werden weitere bildgebende Verfahren, wie z. B. die Sonographie, eingesetzt. Wie wichtig eine entsprechende diagnostische Zuordnung sein kann, sei am Beispiel der Spondylitis ankylosans illustriert:

Wird eine solche Diagnose spät gestellt, kann der Betroffene das Gefühl haben, mit seiner Krankheit seitens seiner Familie und der Ärzte nicht ernst genommen zu werden. Darüber hinaus können Patienten auch von ihrer sozialen Umwelt fälschlicherweise als Simulanten oder psychisch Kranke behandelt werden, was zu weiterer psychischer Belastung führen kann.

Tabelle 7:
Kardinalfragen zu rheumatischen Schmerzen (nach Gräfenstein. 1997, S. 23)

Wo:
- in den Gelenken
- periartikulär, d. h. in der Gelenkumgebung, mit diffusem Schmerzmuster auf Muskulatur, Sehnen und Sehnenansätze projiziert
- im Bereich der Wirbelsäule, welche Abschnitte
- „alles tut weh"

Wie:
- akut mit heftigen Schmerzen
- chronisch, schleichend
- mit oder ohne Schwellung, subjektive und objektive
- spontan auftretend oder nach Vorkrankheiten (Angina, Durchfall, Harnweginfekte)
- durch Bewegung provozierbar
- auch in Ruhe ausstrahlender Dauerschmerz
- wandernd, fließend

Wann:
- seit wann, Beginn der Beschwerden
- Dauerschmerz, auch in Ruhe (mit oder ohne Schwellung)
- Morgenschmerz (bei chronischer Polyarthritis)
- mechanischer Anlauf- und Belastungsschmerz (bei Arthrose)
- nächtlicher, tief sitzender Rückenschmerz (bei Entzündung der Sakroiliakalgelenke)
- belastungsabhängiger Rückenschmerz (bei Wirbelsäulenerkrankungen)

Warum:
Abhängigkeit der Schmerzen von
- Traumen
- Körperhaltung
- häuslichen, sportlichen oder beruflichen Belastungen
- klimatischen Einflüssen

Als Hilfen für die klassifikatorische Zuordnung verschiedener Krankheitsbilder zu eindeutigen Diagnosen wurden verschiedene Kriterienkataloge entwickelt. Beispielhaft seien die für die chronische Polyarthritis und die Spondylitis ankylosans aufgestellten genannt.

Tabelle 8:
Kriterien des American College of Rheumatology

1. Morgensteifigkeit	wenigstens 6 Wochen feststellbar und mindestens 1 Std. andauernd
2. Schwellungen in mindestens 3 verschiedenen Gelenkregionen	gleichzeitig über wenigstens 6 Wochen feststellbar (Gelenkregionen: rechte(s) und linke(s) PIP[1] -, MCP[2] -, Handgelenk(e), Ellenbogen, Knie, obere Sprung- oder MTP[3] -Gelenk(e))
3. Schwellungen von Hand- oder Fingergelenken	wenigstens 6 Wochen in einer Gelenkregion (Hand-, MCP- oder PIP-Gelenke)
4. Symmetrische Schwellungen	gleichzeitiger symmetrischer Befall der unter Ziffer 2 genannten Gelenke über wenigstens 6 Wochen (PIP-, MCP- oder MTP-Gelenke) müssen nicht absolut symmetrisch befallen sein
5. Subkutane Knoten	durch den Arzt feststellbare, subkutane Knoten über knöchernen Erhebungen, im Extensorbereich oder in juxaartikulären Regionen
6. Rheumafaktor	positiver RF (geeignet ist jede Methode, die eine Spezifität von mehr als 95% aufweist)
7. Röntgenologisch nachweisbare Veränderungen an den Händen	typische Veränderungen (gelenknahe Erosionen, sichere gelenknahe Demineralisationszeichen an den befallenen Gelenken) in der p.-a. Aufnahme der Hand oder des Handgelenks
Klassifikation	Die Diagnose „chronische Polyarthritis" gilt bei Vorliegen von mindestens 4 dieser 7 Kriterien als gesichert.

Abkürzungen: [1] PIP = proximales Interphalangealgelenk; [2] MCP = Metakarpophalangealgelenk; [3] MTP = Metatarsophalangealgelenk

In diesen Zusammenstellungen zeigt sich eine große Ähnlichkeit zu den diagnostischen Katalogen der operationalisierten Diagnosesysteme wie des ICD-10 oder insbesondere des DSM-IV, wie sie für die Einordnung psychischer Störungen heranzuziehen sind.

Tabelle 9:
Kriterienlisten für die Spondylitis ankylosans

New York-Kriterien zur Diagnose der ankylosierenden Spondylitis (New York, 1966)

Klinische Kriterien:

Kreuzschmerzen in der Lendenwirbelsäule oder im thorako-lumbalen Übergang des Achsenskeletts
– anamnestisch oder
– bei der Untersuchung vorhanden

Bewegungseinschränkung der Lendenwirbelsäule
– in sagittaler und in frontaler Ebene

Eingeschränkte Atembreite
– unter 2,5 cm, im 4. Interkostalraum gemessen

Röntgenkriterien:

Bilaterale Sakroilitis (Stadien nach Bennet und Wood)

Diagnose gesichert:

– Bilaterale Sakroilitis, (Röntgenstadium III–IV) + mindestens 1 klinisches Kriterium
oder
– Bilaterale Sakroilitis, (Röntgenstadium II) + klinisches Kriterium (Bewegungseinschränkung der Lendenwirbelsäule)
oder
– Bilaterale Sakroilitis, (Röntgenstadium II) + 2 klinische Kriterien (Kreuzschmerzen und eingeschränkte Atembreite)

Diagnose wahrscheinlich:

Bilaterale Sakroilitis, (Röntgenstadium III–IV) ohne klinische Kriterien

Kriterien zur Diagnose der ankylosierenden Spondylitis (CIOMD-Symposium, Rom, 1961)

Klinische Kriterien:

Kreuzschmerzen, Steife der Wirbelsäule am Morgen
– Für mehr als 3 Monate
– Ohne Besserung durch Ruhigstellung

Röntgenkriterien:

Bilaterale Sakroilitis
Charakteristisch für ankylosierende Spondylitis
(Ausschluss bilateraler Kreuzdarmbeingelenkarthrose)

Gesicherte Diagnose:

– 1 von 5 klinischen Kriterien erfüllt + Röntgenologisch bilaterale Sakroilitis oder
– 4 von 5 klinischen Kriterien erfüllt (ohne pathologische Röntgensymptome)

3.2 Psychologische Diagnostik

Die psychologische Diagnostik stützt sich auf die grundlegende rheumatologische Einordnung der medizinischen Diagnostik. Ihre Zielsetzung ist zweifach:
– Diagnostik als Grundlage der Evaluation psychologischer Behandlung
– Diagnostik als Indikationsgrundlage für psychologische Behandlung

Schwerpunkt psychologischer Diagnostik für Evaluation

Im Rahmen der psychologischen Diagnostik stellt sich zunächst weniger die Frage nach einer Identifizierung von „therapiebedürftigen Personen", vielmehr sind regelhaft solche Daten zu erheben, die auf die zentrale Symptomatik des chronischen Schmerzes bezogen sind. Ebenfalls sind die Belastung durch die Erkrankung, die Bewältigungsfertigkeiten sowie die bestehenden Funktionsmöglichkeiten zu erheben. Eher globale psychische Dimensionen, die eng mit Bewältigung verbunden sind, wie z. B. Angst, Depression, Optimismus, Hoffnungslosigkeit, sind ebenfalls zu thematisieren. Hierzu liegen eine Reihe von Messinstrumenten vor:

Tabelle 10:
Messinstrumente für den Einsatz zur Evaluation psychologischer Behandlung

Schmerzbezogene Daten	– Fragebogen zur Schmerzempfindung SES (Geissner, 1996) – Fragebogen zur Erfassung der Schmerzverarbeitung FESV (Geissner, 2001) – Schmerztagebuch (s. Anhang, S. 95)
Daten zur Krankheitsverarbeitung	– Fragebogen zu Formen der Krankheitsbewältigung FEKB (Klauer & Filipp, 1989) – Fragebogen zu krankheitsbezogenen Kontrollüberzeugungen KKG (Lohaus & Schmidt, 1989) – Freiburger Fragebogen zur Krankheitsverarbeitung FKV (Muthny, 1989)
Daten zur allgemeinen psychischen Befindlichkeit	– Hoffnungslosigkeitsskala (Krampen, 1979) – Optimismusskala LOT (Scheier & Carver, 1985) – Fragebogen zur Messung der momentanen Befindlichkeit Bf's (von Zerssen & Koeller, 1976) – Allgemeine Depressionsskala ADS (Hautzinger & Bailer, 1993)
Mehrdimensionale Fragebögen	– Messung der körperlichen Beeinträchtigung und der psychosozialen Konsequenz (patient outcome) MOPO (Jäckel, Cziske, Schochat & Jacobi, 1985) – Fragebogen zu allgemeinen und psychosozialen Belastungen (Meusling, 1994)

Weiterhin sind diagnostische Maßnahmen einzusetzen, die die Differenzierung verschiedener psychologischer Vorgehensweisen möglich machen. Dabei geht es um die Entscheidung, ob dem betroffenen Menschen als eine der möglichen interdisziplinären Angebote ein auf seine Bedürfnisse zugeschnittenes Training angeboten wird oder ob für ihn eine umfassendere Verhaltenstherapie angezeigt erscheint.

Diagnostik zur Differenzierung verschiedener psychologischer Vorgehensweisen

Bei Menschen mit chronischen Krankheiten besteht die erste Aufgabe und Schwierigkeit darin, Veränderungen im Erleben und Verhalten, die regelgerecht im Verlauf der Anpassung an eine gravierende Veränderung körperlicher Integrität auftreten von solchen abzugrenzen, die behandlungsbedürftige psychische Störungen darstellen. Ein erstes Screening in dieser Hinsicht ist über den Fragenkatalog zur Einordnung des aktuellen Verhaltens gegeben.

Abgrenzung von Bewältigungsmechanismen gegenüber psychopathologischen Veränderungen wesentlich

---

Beobachtungs- und Fragenkatalog zur Abgrenzung von Bewältigungsprozessen gegenüber psychischen Störungen

Solche Fragen lauten etwa:

1. Warum nimmt die Person zum jetzigen Zeitpunkt Kontakt zum Psychologen auf bzw. nimmt an der Gruppe teil? (Motivation, Motive)

2. Welche Ziele wurden für das Vorgehen formuliert?

3. Gibt es eine Funktion der Erkrankung in der Interaktion des Teilnehmers mit seiner sozialen Umwelt bzw. mit Gruppenleiter oder Gruppenmitgliedern?

4. Sind überdauernde emotionale Reaktionen zu beobachten die vom Patienten selbst beklagt und als veränderungsbedürftig angegeben werden?

5. Sind Depression, Hoffnungslosigkeit, Verzweiflung oder passives Resignieren über längere Zeiträume hinweg zu beobachten?

6. Werden Verhaltensweisen, die zur Bewältigung der Erkrankung eingesetzt werden, als unüberwindbares Problem angesehen (z. B. Schmerzmittelgebrauch, Rückzug)?

7. Werden Einschränkungen in Lebensführung und -qualität beklagt, für die keine objektiven organischen Bedingungen beobachtet werden können?

8. Zeigen sich ausgeprägte Verhaltensdefizite, z. B. in der Kontaktaufnahme, im Äußern negativer Emotionen, im Ausdrücken von Wünschen und Bedürfnissen oder Verhaltensexzesse, beispielsweise in der Medikamenteneinnahme, im Klageverhalten oder Rückzugsverhalten?

9. Werden die betreffenden Veränderungen eher als schon langfristig bestehend oder eher als kurzfristig und wechselnd auftretend wahrgenommen?

Dieser Katalog ist sowohl als Fragen- als auch Beobachtungsstrukturierung zu verstehen (vgl. auch Karte im Anhang des Buches). Beobachtungen zu psychischen Auffälligkeiten können sich bei Menschen mit rheumatischen Erkrankungen oft erst ergeben, wenn sie bereits den Zugang zu einem psychologischen Verfahren gefunden haben und ihr Erleben und Verhalten im Zusammenhang mit anderen betroffenen Menschen sichtbar wird.

Diagnosechecklisten für die therapeutische Praxis gut nutzbar

Bei einem entsprechenden Ergebnis aus diesem Screening oder bei Patienten, die bereits von sich aus psychotherapeutische Hilfe suchen, sind zur diagnostischen Einordnung die „Internationalen Diagnosen Checklisten" (IDCL) von Hiller, Zaudig und Mombour (1995) zur Begründung und Erstellung einer Diagnose nach ICD-10 für die therapeutische Praxis gut geeignet. Auf dem Hintergrund einer entsprechenden Einordnung sind dann spezielle diagnostische Verfahren zu verwenden. Bei Menschen mit rheumatischen Krankheiten sind dies häufig solche aus den Bereichen:
– Schmerz/Rückenschmerz
  (Zusammenstellung bei Kröner-Herwig, 2000)
– Somatisierungsstörungen und Hypochondrie
  (Zusammenstellung bei Rief & Hiller, 1998)
– Depressionen
  (Zusammenstellung bei Hautzinger, 1998)

Als Empfehlung für das diagnostische Vorgehen ist folgender Ablauf zu nennen (vgl. auch Karte im Anhang des Buches):

Diagnostische Routine bei Menschen mit rheumatischen Erkrankungen

– Einsichtnahme in die medizinische Diagnostik

– Erfassen der Bereiche Schmerz, Funktionsfähigkeit, Stimmung und krankheitsbedingte Belastungen: SES, FESV, Schmerztagebuch, MOPO, BF's, Fragebogen zu allgemeinen und psychosozialen Belastungen (siehe Tabelle 10)

– Screeninginterview zur Krankheitsbewältigung

– Ergeben sich zu diesem Zeitpunkt Anhaltspunkte für eine krankheitswertige Veränderung der psychischen Befindlichkeit, sollte das IDCL eingesetzt werden

– Weiterführende spezifische Diagnostik auf Grundlage der IDCL-Einordnung

---

3.3 Indikation

Für die Indikation ist die grundlegende Trennung des Behandlungsansatzes eines psychologischen Trainings gegenüber dem einer Psychotherapie wesentlich. Prinzipiell gilt daher:

Für alle Menschen mit einer rheumatischen Erkrankung sind psychologische Trainingsmaßnahmen indiziert. Diese richten sich nach den in Tabelle 14 (vgl. Kap. 4.5) mit dem Klienten vereinbarten Interventionsebenen. Bezüglich des Einsatzes eines Schmerz- und Krankheitsbewältigungstrainings lassen sich folgende Indikationsprinzipien (vgl. Tabelle 11) darstellen (vgl. auch Karte im Anhang des Buches):

Psychologisches Training ist für alle Menschen mit rheumatischen Erkrankungen indiziert

Tabelle 11:
Indikation zur Teilnahme an einem psychologischen Training zur Krankheitsbewältigung

Trainingsprogramme zur Krankheitsbewältigung

Indikation
– Diagnose älter als sechs Monate
– Suche nach Alternativen zu bisherigem Bewältigungsverhalten
– Suche nach Informationen
– Wunsch nach Beteiligung am Behandlungsplan
– Wunsch nach Austausch mit Mitbetroffenen
– Bestehen kurzfristiger emotionaler Beeinträchtigungen
– Bestehen kurzfristiger krankheits- oder behandlungsbezogener Probleme

Kontraindikation
– Frische Diagnose (< 6 Monate)
– Multimorbide Patienten
– Bewältigungsabschnitt „Schock"
– Bewältigungsabschnitt „Verleugnung"

Für multimorbide Patienten besteht keine absolute Kontraindikation, bei diesen ist aber darauf zu achten, dass für sie in der Regel nur Gruppen mit schwerer betroffenen Personen hilfreich sind. Für den übrigen Personenkreis, für den eine Kontraindikation besteht, ist zu den im Bewältigungsverlauf genannten Zeitpunkten eher eine Einzelbetreuung sinnvoll (vgl. auch Karte im Anhang des Buches).

Tabelle 12:
Indikation zur Psychotherapie bei rheumatischen Erkrankungen

Psychotherapie bei chronisch Kranken

Indikation
– Depression, Hoffnungslosigkeit, Verzweiflung oder passive Resignation über einen längeren Zeitraum hinweg

- Verhaltensweisen, die der Bewältigung dienten, werden als nicht mehr hilfreich beziehungsweise selbst als Problem gesehen
- Einschränkungen in Lebensführung und Lebensqualität, denen keine Funktionseinschränkungen zugrunde liegen
- Verhaltensdefizite und Verhaltensexzesse (Kontaktaufnahme, Emotionsausdruck, Medikamentenverbrauch, Klageverhalten)
- Überdauern beklagter Veränderungen

Kontraindikation
- Somatische Ausschlussdiagnose (keine körperliche Störung auffindbar)
- Keine psychologische Diagnose mit Krankheitswert zu verifizieren

Die genannten Indikationen gelten ebenso für die Teilnahme an einem Visualisierungstraining (vgl. Kap. 4.7.1.2). Die medizinische Diagnose einer entzündlich-rheumatischen Erkrankung ist dabei aber unbedingte Voraussetzung.

Psychotherapie nur bei gesicherter psychologischer Diagnose

Hinweise auf ein Überwiegen psychischer Faktoren in der Krankheitsgenese oder eine sicher festgestellte Komorbidität sind wesentlich für die Indikation einer Psychotherapie. Diese ist auf dem Hintergrund einer individuellen Bedingungs- und Verhaltensanalyse durchzuführen. Nicht indiziert ist die psychotherapeutische Vorgehensweise, wenn selbst bei sorgfältigster medizinischer und psychologischer Diagnostik weder der eine noch der andere Bereich auffällig ist.

4 Behandlung rheumatischer Erkrankungen

Behandlungskonzepte bestimmen sich durch Chronizität und Irreversibilität der rheumatischen Erkrankungen

Die Behandlung rheumatischer Krankheiten ist durch zwei ihrer wesentlichen Eigenschaften bestimmt: Chronizität und Irreversibilität der Erkrankung. Als Behandlungsziele werden von daher in erster Linie formuliert:
- Früherkennung und Früherfassung der spezifischen rheumatischen Erkrankung, um gezielte Maßnahmen zu ermöglichen
- Verhinderung oder Eindämmung von Krankheitsschüben oder progredienten Verläufen
- Erhalt physischer Funktionsfähigkeit
- Weitestgehende Vermeidung von Invalidisierung und Pflegebedürftigkeit, Erhalt eines möglichst hohen auch sozialen Funktionsniveaus
- Sicherstellung von Lebensqualität

Behandlung ist interdisziplinär und lebensbegleitend

Da diese Behandlungsziele alle Lebensbereiche betreffen und letztendlich im Sinne der umfassenden Gesundheitsdefinition der WHO (1947) gefasst sind, ist es unumgänglich, dass die Behandlung von Menschen mit rheumatischen Erkrankungen interdisziplinär konzipiert sein muss. Von der zeitlichen Erstreckung her ist sie als lebensbegleitend anzusehen, wobei je nach den individuellen Bedingungen einzelne Therapiemaßnahmen jeweils in den Vordergrund treten oder auch über längere Zeiträume hinweg gar keine Bedeutung haben.

Idealerweise stehen daher in einer solchen Behandlungskonzeption die aktuelle Situation und die Bedürfnisse des betroffenen Menschen im Zentrum aller therapeutischen Bemühungen. Die entsprechenden Ansätze sollten dann in interdisziplinärer Abstimmung, geleitet durch die Zielvorstellungen des betroffenen Menschen, in ein einheitliches Behandlungskonzept münden. Die in der Regel zu beteiligenden Therapiebereiche sowie dieses sich überschneidende Behandlungsangebot ist in Abbildung 2 skizziert.

Herausgegriffen aus dieser Vielfalt an therapeutischen Zugängen sind gerade bei den entzündlich-rheumatischen Erkrankungen die sogenannten Säulen der Therapie zu sehen (vgl. Abbildung 3).

Die grundlegenden Prinzipien dieser Behandlungsmaßnahmen sollten jedem in diesem Bereich Tätigen bekannt sein, um eine interdisziplinäre Behandlung überhaupt zu ermöglichen. Sie werden daher im Folgenden skizziert, bevor detaillierter auf den psychologischen Ansatz eingegangen wird.

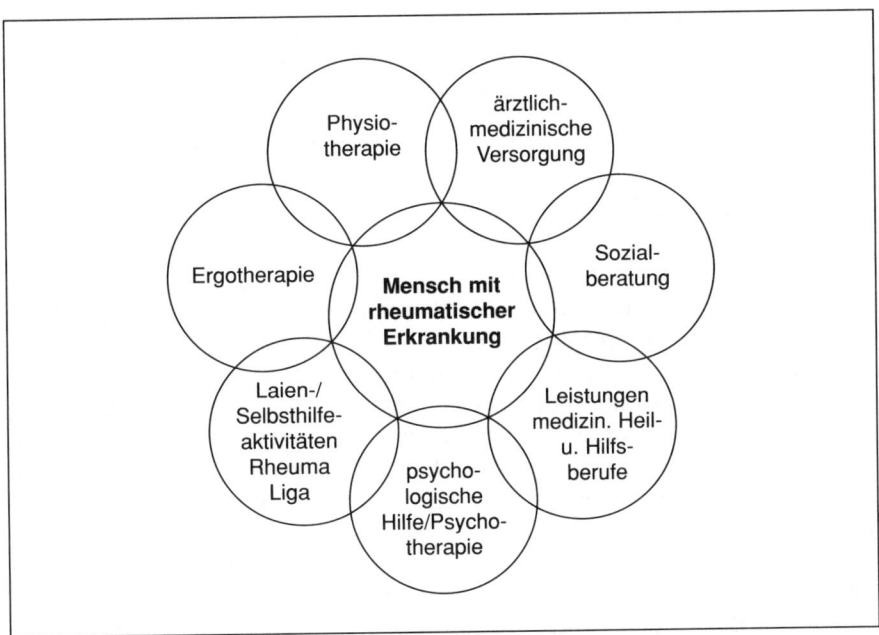

Abbildung 2:
Rheumatherapie (nach Gräfenstein, S. 129)

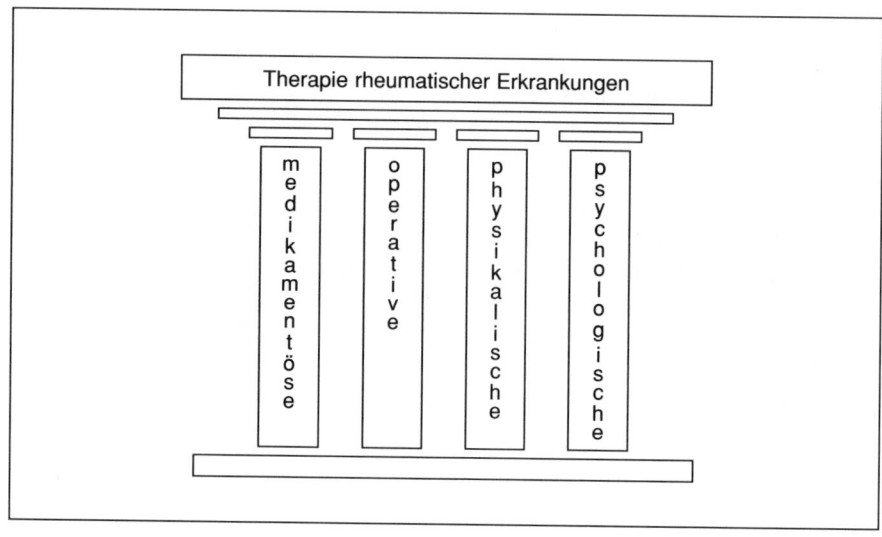

Abbildung 3:
Grundsäulen der Therapie bei entzündlich-rheumatischen Erkrankungen

4.1 Medizinische Behandlung

Medizinische Behandlung überwiegend medikamentös

Die medizinische Behandlung rheumatischer Erkrankungen ist ihrem Schwerpunkt nach eine Arzneimitteltherapie. Chirurgische Maßnahmen sind daneben jedoch wichtig und unerlässlich (vgl. Gräfenstein, 1997).

Die medikamentöse Therapie beruht auf zwei Therapieansätzen:
– Basistherapeutika und ursächlich wirkende Arzneimitteltherapie
– Symptomatische Therapie

Unter symptomatischer Therapie versteht man analgetisch-antiphlogistisch wirksame nichtsteroidale Antirheumatika (sog. NSAR) sowie Glucocorticosteroide (Kortison). Gerade mit letzteren strebt man sowohl eine rasche Rückbildung des Entzündungsprozesses am Gelenk als auch eine schnell einsetzende Schmerzreduktion an. Sie werden daher häufig für begrenzte Zeit während hochaktiver Krankheitsphasen gegeben. Die NSAR dagegen sind zumeist als Dauermedikation eingesetzt, auf die aufgrund einer permanent bestehenden Entzündungs- und Schmerzproblematik häufig kaum gänzlich verzichtet werden kann. Da solche Dauerbehandlungen letztlich immer ein größeres Nebenwirkungsrisiko beinhalten, bedeutet dies auch, dass eine fortgesetzte ärztliche Überwachung des Betroffenen nötig ist, um mögliche unerwünschte Wirkungen wie z. B. verborgene Magenblutungen rechtzeitig erkennen und behandeln zu können.

Bei besonders aktiven Verlaufsformen können zum gleichen Wirkungsspektrum auch niedrig dosierte Röntgenbestrahlungen und Behandlungen mit Thorium X (Radium 224) zur Besserung der Symptome beitragen. Wegen der möglichen Nebenwirkungen aufgrund der Strahlenbelastung haben diese Maßnahmen nur eine eng begrenzte Indikation und Bedeutung.

In der zweiten Gruppe der Arzneimittelbehandlung finden sich nur wenige für entzündlich-rheumatische Erkrankungen ursächliche Therapien. Solche setzen eine bekannte Ätiopathogenese der Erkrankung voraus. Zu nennen sind hier die Therapie des rheumatischen Fiebers mit Penicillin sowie die Antibiotikabehandlung bei bestimmten Formen reaktiver Arthritiden wie z. B. der Lyme-Borelliose.

Ursächliche medikamentöse Behandlung nur selten möglich

Die *Basistherapeutika* oder DMARD (disease-modifying antirheumatic drugs) sollen langfristig das Krankheitsgeschehen im Sinne einer Rückbildung des entzündlichen Prozesses in die Remissionsphase beeinflussen. Sie beseitigen weder die Krankheitsursache noch haben sie heilende Wirkung. Die therapeutische Wirkung dieser Basismedikamente beginnt in der Regel erst nach einer mehrwöchigen Latenzphase, die je nach Präparat zwischen einem bis hin zu 12 Monaten betragen kann. Ihr Einsatz ist besonders bei Patienten mit chronischer Polyarthritis indiziert, der therapeutische Effekt der Basistherapeutika auf den Wirbelsäulenbefall ist umstritten und nur bei hochaktiven Verlaufsformen mit peripherer Gelenkbeteiligung angezeigt. Zu den klassischen DMARD zählen eine Vielzahl von Substanzen wie z. B. Goldsalze, Sulfasalazin, Antimalariamittel, Immunsuppressiva, Zytostatika oder Immunbotenstoffe oder auch im Immunprozess wirksame Stoffe wie monoklonale Antikörper. Auch genmodulierende Therapieformen werden mittlerweile erprobt. Der genaue Wirkmechanismus einer Reihe dieser Basistherapeutika, die sich oft nur zufällig als effizient erwiesen, ist nach wie vor unbekannt. So kann man hinsichtlich der Effektivität der Behandlung zu Beginn der Therapie nur auf statistische Wahrscheinlichkeiten zurückgreifen. Bei der Indikationsstellung orientiert man sich deshalb an der individuellen Wirkungs- bzw. Nebenwirkungsrate und bestimmten Kontraindikationen für die jeweiligen Präparate (vgl. Gräfenstein, 1997).

In jedem Fall bedeutet diese Therapie eine langdauernde Medikamenteneinnahme mit dem Risiko unerwünschter Nebenwirkungen, ohne dass der Patient eine direkt spürbare Rückmeldung hinsichtlich des Erfolgs oder auch nur eine auf seinen Fall gültige Prognose hat. Diese Situation kann eventuell über mehrere Monate andauern. Zudem ist eine absolut sichere Differenzierung zwischen dem Spontanverlauf gegenüber dem Verlauf, der sich aus einer effektiven Basistherapie ableiten lässt, letztendlich nicht möglich. Auch die Dauer der Wirkung einer

Medikamentöse Behandlung bedeutet viele Unsicherheiten

zunächst effektiven Therapie ist letztlich unbestimmt. Verständlicherweise ergeben sich hieraus in vielen Fällen Probleme mit der Compliance.

4.2 Rheumachirurgische Maßnahmen

Obwohl bei rheumatischen Erkrankungen in erster Linie die konservative, also erhaltende Therapie im Vordergrund steht, hat die invasive chirurgische Therapie ebenfalls ihren Stellenwert im Gesamt der Behandlungen rheumatischer Erkrankungen. Ihre Ziele sind:
– Erhalt vorhandener und Wiederherstellung verlorener Gelenkfunktionen
– Verhindern oder beseitigen von Deformationen
– Beeinflussung des Schmerzgeschehens

Die Eingriffe können entsprechend dieser Ziele präventiv, reparierend, rekonstruierend oder diese Zielsetzungen kombinierend sein.

- *Präventive Eingriffe:* Durch die Entwicklung dieser operativen Behandlungsmöglichkeiten hat besonders die Therapie der chronischen Polyarthritis eine entscheidende Bereicherung erfahren. Die Synovialektomie ist eine lokale Therapiemaßnahme mit dem Ziel, den Gelenkschmerz zu lindern und die Funktion des betroffenen Gelenks zu verbessern. Durch die möglichst komplette Entfernung der entzündeten Synovialhaut soll das pathologisch wirksame Prinzip der Gelenkzerstörung ausgeschaltet und der fortschreitende Zerstörungsprozess an knorpeligen und knöchernen Gelenkstrukturen aufgehalten werden. Die besten Erfolgsaussichten bestehen bei einer möglichst frühzeitigen Durchführung. Obwohl keine rheumachirurgische Maßnahme, soll an dieser Stelle das Verfahren der Synoviorthese noch genannt werden. Dieses erzielt durch Injektion von chemischen Substanzen oder Radioisotopen eine vergleichbare Wirkung. Anzuwenden ist sie vor allem bei inoperablen Patienten und bei kleinen Gelenken. Aufgrund der Strahlenbelastung beziehungsweise einer hohen temporären Schmerzhaftigkeit wird sie jedoch nicht mehr allzu häufig angewandt.

Chirurgische Maßnahmen können einen hohen Funktionsgewinn erbringen

- *Reparierende Eingriffe:* Maßnahmen der Handchirurgie, die Fingerdeformationen beseitigen oder Sehnen reparieren stehen hier im Vordergrund.

- *Rekonstruierende Eingriffe:* Hier ist vor allem der Ersatz zerstörter Gelenke zu erwähnen (Alloarthroplastik). Dies ist besonders bei degenerativen Erkrankungen die Methode der Wahl, kommt aber auch bei entzündlich-rheumatischen Erkrankungen zum Zug. Eine Besonderheit stellen sicherlich die sogenannten Aufrichtungsoperationen bei Patienten mit einer Versteifung der Wirbelsäule in extremen Positionen dar. Aufgrund möglicher neurologischer Komplikationen werden solche Eingriffe nur selten durchgeführt, obwohl sie zu einer dramatisch verbesserten Lebensqualität führen können. Lebensnotwendig sind Rekonstruktionen im Sinne einer operativen Gelenkversteifung (Arthrodese) dann, wenn die obere Halswirbelsäule bei Patienten mit entzündlich rheumatischen Erkrankungen instabil wird und damit bereits bei geringen Traumata die Gefahr einer hohen Querschnittslähmung bzw. eine tödliche Verletzung aufgrund einer Atemlähmung droht.

- *Kombinierende Eingriffe:* Eine Vielzahl der unter den oben genannten Zielsetzungen durchgeführten rheumachirurgischen Maßnahmen verfolgt nicht nur ein Ziel und ist daher dem Begriff der kombinierenden Eingriffe zuzuordnen. So verändert, um ein besonders eindrückliches Beispiel zu nennen, die Operation zur Aufrichtung der Wirbelsäule bei einem stark betroffenen Menschen gleichzeitig dessen Funktionsmöglichkeiten, stellt einen die Struktur verbessernden Eingriff dar und verhindert letztendlich auch eine weitere Beeinträchtigung.

4.3 Physikalische Therapie

Die physikalische Therapie ist bei den rheumatischen Erkrankungen nicht als zusätzliche oder begleitende Therapie zu sonstigen medizinischen Behandlungsformen zu betrachten, vielmehr gilt sie als unentbehrlicher Bestandteil des Gesamtbehandlungsplans und als eine selbstverständliche und wirkungsvolle Maßnahme.

Physikalische Therapie ist zentraler Bestandteil der Behandlung rheumatischer Erkrankungen

Ihr Ziel entspricht daher den vorgenannt übergreifenden Zielstellungen, wobei hier ein besonderer Schwerpunkt nicht nur auf der Erhaltung bzw. Wiedergewinnung der Gelenkfunktion, sondern auch auf der Verbesserung von Muskelfunktion und Verringerung von Muskelschwund liegt. Die dabei trainierten isolierten Bewegungsabläufe sollen dann in den Alltag integriert werden.

Dieses breite Spektrum spiegelt sich in den Teildisziplinen wider, die die physikalische Therapie umfasst. Hierzu zählen krankengymnastische, ergotherapeutische, balneologische und physiotherapeutische Behandlungsverfahren. Das Spektrum der entsprechenden Therapiemaßnahmen reicht von passiven Formen wie Massagen, Fango, Bädern über natürliche ortsgebundene Heilmittel wie Heilwässer, aber auch Elektrotherapie bis hin zu aktiven Maßnahmen wie Krankengymnastik und Ergotherapie mit Schulung in der Anwendung von Hilfsmitteln. Diese haben für unterschiedliche Diagnosegruppen einen ganz unterschiedlichen Stellenwert. Für die meisten Menschen mit rheumatischen Erkrankungen wirkt eine Therapie mit ortsgebundenen Heilmitteln, also speziellen Heilwässern oder Moorbädern, positiv. Hier ist bei gesicherter Grundlage mancher thermischer Heilwirkungen sicherlich der Effekt der in der Regel als „Kuraufenthalt" absolvierten Therapie über die schmerzreduzierende Wirkung von Ablenkung und allgemeiner Entspannung nicht zu unterschätzen. Bei Massagen ist gerade für Patienten mit Kollagenosen ein ganz spezifischer Effekt auch für die Beweglichkeit zu erzielen. Therapie mit Kälte, die sogenannte Kryotherapie, hat sich beim Einsatz von Kältekammern gerade bei Patienten mit chronischer Polyarthritis, aber auch bei solchen mit generalisierten Sehnen- und Muskelschmerzen (vgl. Gräfenstein, 1997) hinsichtlich der Schmerzsymptomatik als erfolgreich erwiesen. Die physikalische Therapie ist aus zwei Gründen unentbehrlich:

Kältekammern sind wirksam bei Schmerz und Entzündung

1. Sie wirkt antiphlogistisch (entzündungshemmend) und schmerzlindernd.
2. Sie trägt wesentlich dazu bei, die funktionelle Leistungsfähigkeit des Bewegungsapparates zu erhalten, zu verbessern oder wiederherzustellen.

Dies gilt in besonderem Maße für die Bewegungstherapie bei Spondylitis ankylosans. Hier ist das dominierende Behandlungsprinzip die Krankengymnastik in Kombination mit der Atemgymnastik und anderen physikalischen Maßnahmen wie Massagen.

Um die zunehmende Versteifung der Wirbelsäule aufzuhalten – oder um die Versteifung zumindest in die funktionell günstigere Streckhaltung zu lenken –, muss der Patient die Krankengymnastik konsequent täglich durchführen. Vielen Patienten fällt es allerdings schwer, die krankengymnastischen Übungen so konsequent durchzuführen. Bei der Behandlung der Spondylitis ankylosans findet die Atemgymnastik eine spezielle Indikation. Sie ist wegen häufiger Thoraxstarre und damit verbundener restriktiver Ventilationsstörungen für Bechterew-Patienten unerlässlich.

Ergotherapie ist wichtig für den Erhalt der eigenständigen Lebensführung

Für alle Diagnosegruppen stellt die Ergotherapie einen wesentlichen Therapiebestandteil dar. Hier steht nicht nur die funktionelle Verbesserung der Gelenkfunktion im Vordergrund, sondern dadurch, dass über Malen, Weben, Flechten, Töpfern usw. etwas konkret geschaffen wird, kommt auch die Freude über eine produktive Leistung als Komponente der Behandlung hinzu. Gerade für schwerer betroffene Menschen stellt die individuelle Anpassung von Hilfsmitteln, die funktionsgerechte Gestaltung des persönlichen Lebensraums und das Training von im Alltag benötigter Funktionen ein unverzichtbares Therapieelement zur Erhaltung ihrer Selbständigkeit dar. Zu dieser tragen auch Maßnahmen des sogenannten Gelenkschutzes bei. Darunter ist das Erlernen von Bewegungsabläufen zu verstehen, die die Gelenke möglichst wenig belasten.

Gelenkschutz ist unverzichtbar

4.4 Alternative Therapieformen

Als alternative Therapieformen werden solche bezeichnet, die nicht zu den ersten Mitteln der sogenannten Schulmedizin gehören – teils wegen nicht erwiesener Wirksamkeit, teils sicherlich aber auch aus eher dogmatischen Gründen.

Diese Mittel sind sowohl solche, die Bedeutung für die Beeinflussung chronischer Schmerzen haben können, aber auch den Krankheitsprozess modifizieren sollen. Solche Therapieformen sind sicherlich schon von den meisten betroffenen Menschen versucht worden – vermutlich wesentlich häufiger und intensiver als die nachfolgend zu beschreibenden psychologischen Verfahren. Sie entsprechen in ihrem Wirkungsansatz aber auch eher einem biologisch-medizinisch orientierten Krankheitsbild.

Alternative Therapieverfahren werden häufig aufgesucht

Unter diese Therapieformen werden gefasst
– Formen der Akupunktur
– Phytotherapie
– Enzymtherapie
– Vitamine
– Ernährung

Die *Akupunktur* findet vor allem in der Schmerztherapie Anwendung. Sie kann als Maßnahme angesehen werden, die andere therapeutische Maßnahmen unterstützt und ergänzt. Eigener, allerdings unsystematisch erhobener Erfahrung zu Folge, ist der Effekt der Akupunktur bezüglich eines positiven Einflusses auf die Schmerzempfindung meist spätestens nach maximal 10 Akupunktursitzungen festzustellen. Zu diesem Zeitpunkt werden entweder positive Effekte der Akupunktur berichtet oder zumindest dieser zugeschrieben, zu einem späteren Zeitpunkt ist dies kaum noch zu beobachten.

Die *Phytotherapie* bedient sich pflanzlicher Heilmittel. Während die Homöopathie als Wirkprinzip auf den Glaubenssatz „Gleiches durch Gleiches Heilen" aufbaut, wobei hier meines Wissens nach eindeutige spezifische Wirkungsnachweise nicht erbracht werden konnten, lehnt sich die klassische Phytotherapie an das Prinzip der Schulmedizin an, indem hier den Krankheitssymptomen entgegengerichtete Wirkstoffe eingesetzt werden. Diese sind in ihrer Wirkung und in potentiellen Nebenwirkungen auch überprüft und müssen anders als die homöopathischen Mittel auch zugelassen werden. Zu diesen Mitteln zählen viele schon seit Jahrhunderten bekannte Pflanzen und Pflanzenextrakte, die insbesonders Wirkung auf Schmerzzustände zeigen (vgl. Tabelle 13).

Tabelle 13:
Phytopharmaka zur Behandlung rheumatischer Erkrankungen
(nach Gräfenstein, 1997, S. 123)

– Arnikablüten	– ätherisches Kiefernnadelöl
– Birkenblätter	– Kiefernsprossen
– Kampfer	– Pappelrinde, Pappelblätter
– Cayennepfeffer	– Rosmarinblätter
– ätherisches Eukalyptusöl	– Weidenrinde
– Heublumen	– Weißer Senfsamen
– Guajakholz	– Rektifiziertes Terpentinöl
– Südafrikanische Teufelskrallenwurzel	– Lärchenterpentin
– ätherisches Fichtennadelöl	– Brennnesselkraut
– frische Fichtenspitzen	– Brennnesselblätter

In letzter Zeit sind auch positive Effekte von aus Weihrauch gewonnenen Präparaten berichtet worden. Nach Meinung des Autors sollte dieser Behandlungsansatz gerade von den Betroffenen mindestens ebenso kritisch betrachtet werden wie der der Arzneimitteltherapie. Hier wie dort sind die Ansätze erfolgreich oder erfolglos und im Einzelfall mit Nebenwirkungen belastet. Die Forderung an den kompetenten, nicht nur mitspracheberechtigten sondern sogar mitspracheverpflichteten Patienten, wie er im Konzept der interdisziplinären Therapie selbstverständlich ist, kann an dieser Stelle noch einmal besonders hervorgehoben werden.

Weiter kommen als sogenannte alternative Therapien noch die *Enzymtherapien* sowie der Einsatz von *Vitaminpräparaten* in Betracht. Diese erscheinen vor allem als Zusatztherapien nicht ohne Nutzen.

Keine Anhaltspunkte für wirksame Rheumadiäten

Bezüglich der Ernährung ist nochmals deutlich hervorzuheben, dass es für spezifisch wirksame Rheumadiäten keinerlei Anhaltspunkte gibt. Diese sind lediglich für die Gicht, die nicht unter die rheumatischen, sondern unter die Stoffwechselkrankheiten einzuordnen ist, und bei bstimmten Zusatzkomplikationen anderer rheumatischer Erkrankungen wesentlich. Ansonsten sind auf die Bedürfnisse von Menschen mit rheumatischen Erkrankungen abzustimmende Ernährungspläne von großer Bedeutung für den Allgemeinzustand der erkrankten Menschen. Häufig stimmen diese Pläne jedoch nicht mit den Auffassungen der Betroffenen überein, wie z. B. eine eher hochkalorische Ernährung bei hoher Entzündungsaktivität. Empfehlungen zu einer erhöhten Aufnahme von Kalzium und Eisen, die sowohl aufgrund von Entzündungsaktivität als auch zur Profilaxe von Behandlungsnebenwirkungen wie z. B. durch Kortison gegeben werden, werden in der Regel eher angenommen.

4.5 Psychologische Behandlungsmöglichkeiten

Im psychologischen Anteil an der Therapie von Menschen mit chronisch-rheumatischen Erkrankungen werden zwei grundsätzliche Ansätze unterschieden:
– psychologische Trainingsangebote
– psychologische Therapie

Für *Psychologische Trainingsangebote* gilt, dass sie keiner spezifischen psychologischen Indikationsstellung wie etwa die einer Major Depression, einer Anpassungsstörung oder einer Somatisierungsstörung bedürfen. Sie sind vielmehr als notwendiger und selbstverständlicher Bestandteil der Therapie rheumatischer Erkrankungen zu betrachten. In ihnen werden aus psychologischer Perspektive unabhängig von der Zuordnung zu einer bestimmten Klassifikationsgruppe rheumatischer Erkrankungen die Themen, die ja auch ein gemeinsames Merkmal der Betroffenen sind, nämlich Schmerz und Funktionseinschränkung, aufgegriffen. Neben diesen allgemeinen Themen werden für die jeweilige Diagnosegruppe spezifische Problemstellungen in die auf diese Gruppen zugeschnittenen Behandlungskonzeptionen aufgenommen. In diesem Fall richten sich solche Trainingsangebote nicht undifferenziert an „Rheumakranke", sondern sie entsprechen den Bedürfnissen von zumindest ihrer rheumatologischen Diagnose nach homogenen Gruppen.

Psychologische Trainingsverfahren sind für alle Betroffenen indiziert

Im Grundaufbau wird der eines kognitiv-behavioralen Konzeptes bevorzugt. Dies begründet sich darin, dass gerade diese Vorgehensweise nicht unbedingt von einer defizitär-therapiebedürftigen Person ausgeht, sondern durch die Betonung von sowohl Informations- als auch Handlungseinheiten einen edukativen Ansatz hervorhebt. Dieser verbindet sich eng mit dem rehabilitativen Grundsatz der „Hilfe zur Selbsthilfe" sowie dem Ansatz des Selbstmanagements (Kanfer, Reinecker & Schmelzer, 1996). Letzteres ist für den psychologischen Behandlungsansatz bei chronischen Erkrankungen von besonderer Bedeutung, da es hier um eine Neuordnung von Verhaltensweisen geht. Als Behandlungsrahmen ist auch aus ökonomischen Gründen das Gruppenangebot zu bevorzugen. Dies bedeutet nicht, dass keine individualisierten Angebote möglich sind. Diese können gerade zu Beginn des Behandlungs- und Rehabilitationsprozesses sinnvoll und notwendig sein.

Psychologische Therapie setzt eine positive psychologische Diagnose entsprechend der Klassifikationen des ICD-10 voraus, auch im Hinblick

Psychotherapie nur bei psychischen Störungen in der Krankheitsfolge oder bei Komorbiditä

auf Verhaltensexzesse, beispielsweise im Medikamentengebrauch, oder Verhaltensdefizite, wie beispielsweise die Unfähigkeit, unter veränderten körperlichen Bedingungen soziale Kontakte zu knüpfen und aufrecht zu erhalten. Solche psychologischen Gegebenheiten können dabei sowohl Folge der Erkrankung als auch möglicherweise auslösende oder aufrechterhaltende Faktoren sein sowie ganz unabhängig von der rheumatischen Erkrankung auftreten. Der verhaltenstherapeutische Zugang zielt auf alle gegebenen Problemfelder ab und verknüpft im Rahmen einer übergeordneten Strategie die einzelnen, individuell relevanten Techniken miteinander. Bei der hier angesprochenen Klientel wird dabei regelmäßig als eine Technik die des Schmerz- und Krankheitsbewältigungstrainings einzusetzen sein.

Insgesamt sind die psychologischen Ansätze einmal auf die spezifischen Untergruppen der rheumatischen Erkrankungen bezogen, zum anderen ist das Verständnis chronisch-rheumatischer Erkrankungen als Behinderung handlungsleitend. Die unterschiedlichen Aspekte oder Beschreibungsebenen von Behinderung wurden von der WHO (1980) als Definition für Behinderung formuliert.

Es handelt sich dabei um die drei Ebenen:
– der strukturellen Abweichung eines Organsystems von der Norm
– der funktionalen Einschränkung
– der Begrenzung und Benachteiligung innerhalb eines gegebenen sozialen Kontextes.

Drei Interventionsebenen

Auf diese Ebenen zielen die bislang beschriebenen Behandlungsmaßnahmen ebenso wie die psychologischen Ansätze ab. Sie werden als Präventionen unterschiedlicher Stufen, nämlich Primär-, Sekundär- und Tertiärprävention bezeichnet. Sie sind inhaltlich dadurch bestimmt, dass durch die auf die entsprechende Beschreibungsebene abzielenden Verfahren ein Übergang auf eine nächste Behinderungsebene verhindert oder rückgängig gemacht werden soll. Als dem klinisch-psychologischen Ansatz nahe Interventionen treten noch spezifisch an klassisch rehabilitativen Aufgaben orientierte hinzu (Witte, 1988). Daraus leitet sich ab, dass für psychologische Interventionen spezifiziert werden kann, auf welche Präventionsebene sie abzielen.

In Tabelle 14 sind psychologische Ansätze beschrieben, die der eingangs genannten Klassifikation rheumatischer Erkrankungen zugeordnet werden. Die Zuordnung der Verfahren zu den einzelnen Ebenen ist in der Regel keineswegs eindeutig zu treffen und die Verfahren sind sicherlich in ihren Auswirkungen nicht auf die ihnen zugeordneten Ebenen zu begrenzen. Angegeben ist daher der vorrangige Zielpunkt des einzelnen Verfahrens.

Tabelle 14:
Interventionsebenen entsprechend des Behinderungsbegriffes der WHO und psychologische Verfahren bei verschiedenen Klassifikationsgruppen rheumatischer Erkrankungen

Interventions-ebene	Krankheitsgruppe		
	entzündliche Erkrankungen	degenerative Erkrankungen	nicht-entzündliche, nicht-degenerative Erkrankungen
Primär-prävention	– Patientenschulung – Gesundheitsberatung und -erziehung – Visualisierungstraining – Biofeedback	– Patientenschulung – Gesundheitsberatung und -erziehung – Rückenschule – Operationsvor- und -nachbereitung – mentales Training	– Patientenschulung – Gesundheitsberatung und -erziehung – Rückenschule – Biofeedback – Progressive Relaxation – Fitnesstraining – Schmerztherapie
Sekundär-prävention	– themenzentrierte Gruppenarbeit zur Förderung von Hilfsmittelgebrauch – Schmerzbewältigungstraining	– themenzentrierte Gruppe zur orthopädischen Versorgung – Hilfsmittelgebrauch – Schmerzbewältigungstraining	– Schmerzbewältigungstraining – Operante Schmerztherapie
Tertiär-prävention	– Anleitung von Selbsthilfegruppen – Krankheitsbewältigungstraining	– Anleitung von Selbsthilfegruppen – Training in sozialer Kompetenz	– Training in sozialer Kompetenz
Rehabilitation i. S. von berufl. Wiedereingliederung	– Prüfungstraining – Gedächtnistraining – themenzentrierte Arbeit: Hilfen zur Umorientierung, Training in sozia-	– Stressbewältigung – Prüfungstraining usw. – themenzentrierte Arbeit: Hilfen zur Umorientierung, Training in sozialer Kompetenz	– operante Verfahren zum Arbeitsverhalten – Training zur Aktivitätssteigerung – Arbeitsplanungstechniken – Hilfen zur Umorientierung

4.5.1 Der Primärprävention zugeordnete Verfahren

Als elementares Verfahren ist zunächst das Angebot der Gesundheitsbildung zu nennen. Für alle Menschen mit rheumatischen Erkrankungen ist dieses gleichermaßen wichtig. Dessen Inhalt zielt darauf ab, die Eigenbeteiligung und Eigenverantwortung der Betroffenen deutlich zu machen

Primärprävention zielt auf Veränderung des Krankheitsprozesses

und diese durch ein Mehr an Wissen auch zu ermöglichen. Realisiert werden sollen diese Angebote vermittels interdisziplinär geleiteter Gruppen. Deren Ziel ist es, gesundheitsbewusstes Verhalten durch das Thematisieren der Bereiche Ernährung, Gewicht, Alltagsdrogen, Stressbewältigung und für die jeweilige Erkrankung spezifische Themen wie z. B. Gelenkschutz, aufzubauen und zu fördern. Dies entspricht dem Grundgedanken der Patientenschulung (Lamparter-Lang, 1992). Die Themen sollten dabei nicht allgemein gesundheitsbezogen sein, sondern diagnosegruppenspezifische Fragestellungen aufgreifen. In den interdisziplinär durchgeführten Gruppen können neben allgemeiner medizinischer Information z. B. bei Patienten mit chronischer Polyarthritis auch spezifische ergotherapeutische Elemente sowie Grundzüge im Umgang mit Schmerz vermittelt werden. Effektivitätsstudien bei der genannten Patientengruppe zeigten, dass sich mit diesem Ansatz nicht nur die Informiertheit der Betroffenen verbesserte, sondern sie auch in psychologischen Variablen, wie z. B. Ängstlichkeit oder Depression, im Sinne psychotherapeutischer Wirksamkeit Verbesserungen zeigten (Lamparter-Lang, 1992). Über diesen allgemeinen, für alle Krankheitsgruppen indizierten Ansatz hinaus gibt es aber auch solche, die auf dieser Interventionsebene diagnosegruppenspezifisch anzulegen sind.

4.5.1.1 Primärprävention bei entzündlich-rheumatischen Krankheitsbildern

Primärprävention zielt auf Veränderung des Krankheitsprozesses

Im Vordergrund steht hier das Visualisierungstraining, das in Anlehnung an das bei Krebspatienten von Simonton u. a. (1982) beschriebene konzipiert wurde. Es wird im Abschnitt zu den speziellen psychologischen Verfahren noch näher beschrieben. Auch Biofeedbackverfahren können bei dieser Krankheitsgruppe als krankheitsmodifizierende Verfahren eingesetzt werden. Hier steht besonders das Temperaturfeedback im Vordergrund, das jedoch bezüglich seiner Effektivität sehr widersprüchliche Ergebnisse erbrachte. Bezüglich der speziellen Diagnose der Raynaudschen Krankheit konnte aber eine eindeutige Verbesserung der Krankheitssymptomatik belegt werden (Zur Übersicht Jungnitsch, 1994).

4.5.1.2 Primärprävention bei degenerativen Krankheitsformen

Hier findet sich vor allem das Konzept interdisziplinär angelegter Rückenschulprogramme (Budde, 1994). Es werden dabei krankengymnastisch orientierte Verfahren zusammen mit Grundelementen psychologischer Schmerztherapie angeboten. Eine weitere, eher indirekte Zugehensweise liegt in der psychologischen Operationsvorbereitung und -nachbereitung. Dadurch soll der Erfolg der medizinischen primärpräventiven Maßnahme des Gelenkersatzes gefördert werden. Als ein den Operationserfolg stabilisierendes Verfahren ist noch das mentale Training zu nennen. Hierbei lernen die Klienten, sich mit den ihnen noch unvertrauten „Fremdkörpern in ihrem eigenen Körper" wieder zwanglos zu bewegen. In den Fällen, in denen von Seiten des Patienten übergroße Ängste bezüglich der Belastbarkeit seines Gelenkersatzes vorliegen, wird dadurch ein Operationserfolg überhaupt erst möglich. Erst nach dem Abbau seiner Ängste gebraucht der Patient sein „Kunstgelenk" entsprechend der gegebenen Möglichkeit. Dies entspricht der klinischen Erfahrung des Autors.

4.5.1.3 Primärprävention bei nicht-entzündlichen, nicht-degenerativen Erkrankungen

Hier lassen sich neben den bereits genannten allgemeinen Vorgehensweisen sowie der auch hier indizierten Rückenschule der Einsatz des Biofeedbacks, daneben aber auch die gezielte Vermittlung von Entspannungsverfahren nennen. Als im Behandlungsverlauf zeitlich zuerst angebotenes Verfahren sollte hier die progressive Muskelentspannung stehen. Meist sind erst nach dem erfolgreichen Erlernen dieser Methode auch eher konzentrative Verfahren wie das Autogene Training oder Imaginationsverfahren wie etwa geführte Phantasiereisen effektiv.

Bei Patienten mit „low-back-pain", also gutartigen Rückenschmerzen, beschreiben Flor und Hermann (1992) ein empirisch gut gesichertes Vorgehen, in dessen Zentrum der Einsatz eines EMG-Feedbacks steht.

Bei Patienten mit einem sogenannten Fibromyalgiesyndrom können multimodale schmerztherapeutische Programme, beschrieben z. B. bei Keel (1992), sowie nach verhaltenstherapeutischen Prinzipien aufgebaute Fitnessprogramme Schmerzverarbeitung und -ausdruck im Sinne der Primärprävention grundlegend verändern.

Die genannten schmerztherapeutischen Vorgehensweisen sind besonders dann als primärpräventiv anzusehen, wenn sich bei den in Frage stehenden Klienten als wesentliche krankheitsbedingende Faktoren solche zeigen, die eine umfassende psychologische Therapie indiziert erscheinen lassen.

4.5.2 Der Sekundärprävention zugeordnete Verfahren

Dieser Ebene sollen Verfahren zugeordnet werden, die darauf abzielen, Einschränkungen komplexer Funktionen rückgängig zu machen oder zu verhindern. Dies wird natürlich bereits auch schon durch die primärpräventiven Ansätze geleistet, aber das Charakteristikum in der Behand-

Sekundärprävention zielt auf Funktionsverbesserung

lung chronisch-rheumatischer Erkrankungen ist es gerade oft, dass die Interventionen auf der primärpräventiven Ebene gar nicht oder nur sehr begrenzt erfolgreich sind. Daher wird der Aspekt des individuellen Umgehens auf der Ebene der Sekundärprävention besonders betont.

4.5.2.1 Sekundärprävention bei entzündlich-rheumatischen Erkrankungen

Umgang mit der Erkrankung heißt insbesondere das Assimilieren von Hilfsmitteln als selbstverständlicher Ersatz verlorengegangener Körperfunktionen (Witte, 1988). Dies kann durch themenzentrierte Gruppenarbeit zum Abbau von Ängsten gegenüber Hilfsmitteln, aber auch durch die Verbesserung der Anleitung zum Gebrauch dieser Mittel geleistet werden. Dass funktionserhaltende Maßnahmen, wie die regelmäßige Krankengymnastik, auch außerhalb von stationären Rehabilitationsmaßnahmen durchgeführt werden, soll ebenfalls gefördert werden. Dies ist einer der wesentlichen Punkte, der in dem weiter unten ausführlicher beschriebenen Gruppenprogramm für Patienten mit Morbus Bechterew noch dargestellt wird. Funktionseinschränkungen, die überwiegend durch das Schmerzerleben vermittelt sind, lassen sich durch psychologische Schmerzbewältigungsgruppen reduzieren. Dieses Vorgehen ist für Menschen mit rheumatischen Erkrankungen richtungsweisend von Köhler (1982) beschrieben.

4.5.2.2 Sekundärprävention bei degenerativen Erkrankungen

Auch bei dieser Krankheitsgruppe steht die Förderung des Hilfsmittelgebrauches im Vordergrund. Das Vorgehen im Rahmen eines kognitiv-behavioral orientierten Schmerzbewältigungstrainings könnte sicher intensiver verfolgt werden, obwohl bezüglich deren Effektivität bei dieser Patientengruppe meines Wissens nach keine gesicherten Erkenntnisse vorliegen bzw. diese im Vergleich zu anderen Patienten eher weniger profitieren. Dies könnte auf eine bei diesen Patienten möglicherweise bestehende Grundhaltung, die bestehende Behinderung mit Hilfe rheumachirurgischer Eingriffe zu reduzieren, zurückgeführt werden.

4.5.2.3 Sekundärprävention bei nicht-entzündlichen, nicht-degenerativen Erkrankungen

Steht bei dieser Gruppe innerhalb der Primärprävention der psychotherapeutische Zugang im Vordergrund, ist auf dieser Ebene der Schwerpunkt auf symptomreduzierende Verfahren zu legen. Diese entsprechen dem Vorgehen kognitiv-behavioraler Schmerzbewältigungstrainings, wie sie jüngst für Patienten mit Rückenschmerz ausführlich bei Kröner-Herwig (2000) beschrieben sind und deren Evaluation durchweg gute Effekte zeigt.

4.5.3 Der Tertiärprävention zugeordnete Verfahren

Während in der Sekundärprävention der individuelle Umgang „mit sich selbst" im Vordergrund stand, liegt hier der Blickwinkel eher auf der gesamten physikalischen, insbesondere aber sozialen Umwelt. Dazu gehört auch die Aufklärung nicht betroffener Personen sowie das Schaffen von „Enthinderungen", also das Beseitigen von Barrieren in der Umwelt, was letztlich meist auch den sogenannten Nichtbehinderten zugute kommt. Solche Ansätze werden häufig aus Selbsthilfegruppen heraus möglich, so dass hier krankheitsgruppenunabhängig psychologisches Handeln in der Unterstützung der entsprechenden Selbsthilfegruppen – in diesem Fall vor allem der Deutschen Rheumaliga und der Vereinigung Morbus Bechterew – beispielsweise durch Fortbildungsangebote bestehen kann. Eine ebenfalls indirekte Vorgehensweise liegt darin, Betroffene durch Trainingsangebote zur Förderung der sozialen Kompetenz, bei denen die für jede Gruppe Betroffener unterschiedlich schwierigen sozialen Situationen herausgegriffen werden, zu unterstützen.

Tertiärprävention zielt auf die Interaktion mit der Umwelt

Es lassen sich aber auch auf dieser Ebene Einschränkungen benennen, die weniger aufgrund funktioneller Beeinträchtigungen als vielmehr aufgrund von maladaptiven Krankheitsverarbeitungsprozessen entstehen. Diese durch solche zu ersetzen und zu ergänzen, die für die Betroffenen möglichst förderlich sind, ist eine der Zielvorstellungen der Angebote zur Schmerz- und Krankheitsbewältigung.

4.5.3.1 Tertiärprävention bei entzündlich-rheumatischen Erkrankungen

Gerade diese Krankheitsgruppe ist aufgrund ihrer breiten Altersstreuung besonders auch hinsichtlich ihrer Einschränkungen in der Teilnahme am sonst für vergleichbare Altersgruppen verfügbaren sozialen Leben betroffen. Daher ist als spezifisches Angebot hier der Ansatz zur Schmerz- und Krankheitsbewältigung zu nennen. Diese in der Regel als Gruppenprogramm konzipierte Vorgehensweise zielt auf den Gesamtbereich der durch die Erkrankung entstandenen Problemfelder, wie Schmerz, Ungewissheit des Krankheitsverlaufes, Zukunftsangst, Leben mit den „Lasten des Dauerpatienten" usw. ab. Das Vorgehen wird weiter unten detaillierter beschrieben.

Spezifische tertiärpräventive Verfahren für die beiden übrigen Krankheitsgruppen, die über die oben genannten allgemeinen Ansätze hinausgehen, wurden bislang meines Wissens nach nicht entwickelt.

4.5.4 Rehabilitation im engeren Sinn: Berufliche Wiedereingliederung

Maßnahmen zu diesem Bereich finden sich erfahrungsgemäß in der Regel weniger in den als Spezialkliniken ausgestatteten Rehabilitationseinrichtungen als vielmehr in den spezifisch für dieses Aufgabengebiet geschaffenen Einrichtungen der beruflichen Rehabilitation. In Einzelfällen kann jedoch auch im Verlauf von eher auf die vorgenannten Interventionsebenen gerichteten psychologischen Interventionen die berufliche Problematik zum Thema werden. Als Unterstützung von psychologischer Seite ist dann weniger an Angebote zu denken, die sich an für die Krankheitsgruppen spezifische, aus der Grunderkrankung ableitbare Problemkonstellationen richten. Es ist unabhängig von der jeweiligen Diagnose die Vorerfahrung des einzelnen Betroffenen wichtig, z. B. die Zeit, die verstrichen ist, seit er das letzte Mal in der Situation eines Lernenden oder eines Prüflings war. Je nach Ausgangssituation wird die Förderung grundlegender kognitiver Fähigkeiten oder solcher der Behauptung in Lern- und Prüfungssituationen im Vordergrund stehen. Nicht zu Vernachlässigen ist auch die Unterstützung bei der grundlegenden Fragestellung, ob in der jeweiligen besonderen Situation das Ziel beruflicher Tätigkeit überhaupt weiterverfolgt werden soll.

4.6 Gesamtkonzept der Behandlung von Menschen mit rheumatischen Erkrankungen

Interdisziplinärer Ansatz steht im Vordergrund

Für die gesamte Behandlung von Menschen mit rheumatischen Erkrankungen stehen eine Vielzahl von Behandlungsmöglichkeiten aus den unterschiedlichen Disziplinen zur Verfügung. Der wesentliche interdisziplinäre Aspekt ist aber sowohl im stationären wie ambulanten Setting noch weiter zu verdeutlichen und auch in der Behandlungsrealität prägnanter herauszuarbeiten. Gerade für den Zielbereich „Krankheitsbewältigung" erscheinen interdisziplinäre Konzeptionen besonders wichtig. So sollte nicht nur im psychologischen Training die Bewältigung der Behinderung im Vordergrund stehen. Auch bei vielen anderen Behandlungen, die beispielsweise das Vertrauen in eigene Körperfunktionen erhöhen können oder die Möglichkeiten, Selbständigkeit zu wahren und neue Funktionsbereiche zu erschließen, sollte dies thematisiert und realisiert werden, wie dies etwa bei Krankengymnastik und Ergotherapie der Fall ist. Gerade diese Behandlungen sind neben den medizinischen und psychologischen auch ambulant unerlässlich.

Insgesamt ist der Ausgangspunkt aller therapeutischen Maßnahmen, insbesondere auch der psychologischen, dass bei Menschen mit einer chronischen rheumatischen Erkrankung nicht von einer defizitären oder kranken Persönlichkeit ausgegangen wird, die zu heilen ist bzw. bei der ein ursprünglicher Gesundheitszustand wieder hergestellt werden kann. Vielmehr ist die Person in den unterschiedlichsten Anpassungs- und Therapieaufgaben zu unterstützen. Eine wünschenswerte Entwicklung wäre daher die über Einzelangebote hinausgehende Konzeption interdisziplinärer Handlungskonzepte für die ambulante und stationäre Behandlung.

Diese dürfen nicht mit den bislang in der Regel zumindest im stationären Bereich existierenden multidisziplinären Behandlungen verwechselt werden. Letztere zeigen als wesentliches Element, dass sie von den Behandlungszielen einer Behandlergruppe dominiert werden, in der Regel meist Ärzte, seltener Psychologen, wobei oft nicht einmal sichergestellt ist, dass deren Ziele auch die des Patienten sind. Diese Behandlergruppen delegieren dabei unter dem Blickwinkel der von ihnen fixierten Zielvorgaben einzelne Behandlungsbestandteile an andere Behandler. Der Effekt der Maßnahmen zeigt sich schließlich an dem Erreichen oder Verfehlen der behandlerdefinierten Ziele.

Interdisziplinär ist nicht mit multidisziplinär zu verwechseln

Die interdisziplinäre Konzeption geht dagegen davon aus, dass der Blickwinkel aller Behandlergruppen und der des Patienten in die Beschreibung der Ausgangssituation ebenso wie in die Zielformulierung der Behandlung eingeht. Der Gesamtbehandlungsplan bezieht sich dann auf diese gemeinsame Zielvorstellung. Die Entscheidung, welche der Behandlungsansätze Priorität haben, ergibt sich aus der gemeinsam erarbeiteten Zielformulierung und nicht aus von vornherein auf der Grundlage bestimmter Krankheitsmodelle fixierten Behandlungsstrukturen. Konkret bedeutet dies, dass unter dem Blickwinkel einer Neukonzeption von Behandlung und Rehabilitation chronischer rheumatischer Erkrankungen primär nicht einzelne Vorgehensweisen zu modifizieren sind, sondern die Rahmenbedingungen einer umfassenden Behandlung. Grob skizziert könnte dies folgendermaßen aussehen:

Interdisziplinäres Behandlungskonzept

Voraussetzung einer interdisziplinären Behandlung ist ein Bezugstherapeutensystem für den Patienten. Das heißt, der Patient bekommt einen Therapeuten zugewiesen, der als direkter Ansprechpartner für ihn zur Verfügung steht, ihm Vorgehensweisen und Möglichkeiten erläutert, gegenwärtige individuelle Problemschwerpunkte herausarbeitet und gemeinsam mit ihm die Koordination der Behandlung übernimmt sowie die Verbindung zu einzelnen Behandlergruppen bei Detailfragen herstellt. Dieser ist also nicht in erster Linie therapeutisch tätig, sondern eher als persönlicher Therapiemanager anzusehen.

Bezugstherapeutensystem

Die Konzeption einer interdisziplinären Behandlung könnte dabei sowohl für ambulantes wie stationäres Vorgehen wie folgt aussehen:

	1. Diagnostische Phase
Diagnostik	Alle Behandlungsgruppen erstellen eine Diagnose bzw. eine Zustandsbeschreibung aus ihrem Blickwinkel. Diese Daten werden zu einem gemeinsamen Bild des Patienten in einer hierfür eingerichteten Zusammenkunft zusammengetragen. Das Ergebnis wird zusammengefasst und dem Patienten vorgestellt, der damit noch einmal die Gelegenheit zur Korrektur und Ergänzung erhält.
	2. Therapieplanungsphase
Therapieplanung	Die einzelnen Disziplinen stellen das aus ihrer Sichtweise mögliche und notwendige Therapieziel dar. Diese Ziele werden zusammengetragen, auf ihre Verträglichkeit überprüft und nach Gemeinsamkeiten und Divergenzen sortiert. Dieses Zusammentragen und Gewichten geschieht gemeinsam mit dem Patienten und seinem „Therapiemanager". Den Vorstellungen und Bedürfnissen des Betroffenen, orientiert an seiner aktuellen Situation, kommt dabei die entscheidende Rolle zu.
	In einem zweiten Schritt wird ein konkreter Therapieplan formuliert, in dem benannt wird, welche der Zielbereiche entweder von einzelnen Behandlergruppen anvisiert werden und welche durch konkrete Maßnahmen mehrerer Behandlergruppen zu erreichen sind. Der Patient erhält genügend Möglichkeit, diese Zielvorstellungen zu überdenken, mit seinem persönlichen Bezugstherapeuten zu diskutieren und gegebenenfalls neu in Frage zu stellen.
	3. Spezifische Behandlungsmaßnahmen
Intervention	Entsprechend der vorhergehenden Phase planen die einzelnen Behandlergruppen ihre *spezifischen Behandlungsmaßnahmen*. Bevor diese realisiert werden, findet ein Austausch über diese Maßnahmen zwischen den Behandlern statt, um unproduktive Überschneidungen oder gegenläufige Behandlungsansätze zu vermeiden. Die Behandlungen werden als aufeinander bezogen und ineinander greifend für den Einzelfall konzipiert und darauf ausgerichtet, dass jedem Patienten mit chronischer Erkrankung ein Höchstmaß an Möglichkeiten vermittelt wird, eigenaktiv auf den verschiedenen Präventionsstufen der Rehabilitation (WHO, 1980) tätig und kompetent zu werden.
	4. Evaluationsphase
Evaluation	Die einzelnen Behandler evaluieren therapiebegleitend ihre Maßnahmen. Diese Evaluation kann sowohl in Zielveränderungen als auch in Veränderungen konkreter Behandlungsangebote münden. Diese sind jeweils mit dem Patienten und dem Bezugstherapeuten zu besprechen. Letzterem kommt dann die Aufgabe zu, solche Veränderungen mit dem

> Team zu besprechen und zu koordinieren, um etwaige Auswirkungen auf anderweitige Behandlungen mit einzubeziehen. Die Evaluation ist regelmäßig und fortlaufend durchzuführen und organisatorisch in regelmäßige Teamkonferenzen gemeinsam mit dem Patienten einzubinden.

Die spezielle Behandlung durch die einzelnen Fachteams bleibt unangetastet. Daher müssen sich deren Vertreter auch eigenständig darum bemühen, Fragen der Evaluation ihres Tuns zu klären und umzusetzen. Gleichzeitig damit und auch als Ergebnis entsprechender Evaluation sind daraus Überlegungen für die Weiterentwicklung der Konzepte spezieller Maßnahmen anzustellen. Angesichts der aktuellen Diskussionen im Gesundheitswesen erscheinen die genannten Vorstellungen utopisch. Nach Meinung des Autors würde eine derartige patientenbezogene interdisziplinäre Konzeption nicht nur zu einer größeren Effizienz der Behandlung führen. Vielmehr ließen sich die Zufriedenheit der betroffenen Menschen ebenso wie die der Therapeuten mit ihrer Behandlung steigern und die Kosten-Nutzen-Relation verbessern. Dies ist empirisch zu überprüfen.

4.7 Krankheitsgruppenspezifische Verfahren

Neben den allgemeinen psychologischen Ansätzen, wie sie weiter oben dargestellt wurden, werden nun entsprechend der eingangs erwähnten Betonung noch die chronische Polyarthritis und die Spondylitis ankylosans speziell herausgegriffen. Diese finden auch in der Behandlungsrealität infolge ihres relativ häufigen Vorkommens besondere Beachtung.

Neben dem *psychotherapeutischen* Vorgehen im Einzelfall, das hier nicht beschrieben wird, sind zu diesen Erkrankungen psychologische Gruppenprogramme konzipiert worden, die von für beide Gruppen gemeinsamen Überlegungen ausgehen. Diese Überlegungen für den Gruppenansatz können, nimmt man einmal den Faktor der Austauschmöglichkeit in der Gruppe heraus, gleichermaßen auf das Vorgehen im Rahmen eines *Trainings als Einzelbehandlung* übertragen werden (vgl. Kap. 4.5).

Bewältigungshilfen für Patienten mit entzündlich-rheumatischen Erkrankungen, wie sie durch psychologische Interventionen zur Verfügung gestellt werden können, sollten über reine Schmerzbewältigungstechniken hinausgehen. Durch das Zusammenführen der Erfahrungen von Betroffenen, die ihr Expertentum gegenüber der Erkrankung nutzen können, und der Ergänzung dieses Erfahrungsaustausches durch spezielle Techniken, die aus dem Repertoire psychologischer Möglichkeiten des Umgehens mit Schmerz und Krankheit stammen, soll ein flexibler Umgang des Klienten mit seiner Erkrankung gefördert werden.

Bewältigungshilfen gehen über Schmerztherapie hinaus

Folgende Bausteine sind häufig in solchen Schmerz- und Krankheitsbewältigungsprogrammen enthalten:
- Informationen über chronischen Schmerz und die Erkrankung
- Das Erlernen eines Entspannungsverfahrens (z. B. Progressive Muskelrelaxation, Autogenes Training, Biofeedback) einschließlich seiner Anwendung im Alltag
- Vermittlung weiterer Schmerzbewältigungsstrategien (z. B. sowohl Übungen zur Lockerung der Muskulatur als auch kognitive Verfahren wie Imagination und Autohypnose)
- Stressbewältigung
- Veränderung schmerz- und krankheitsrelevanter Einstellungen
- Strategien zum Umgang mit Verschlechterungen im Krankheitsprozess
- Austausch mit ähnlich Betroffenen

Diese Bausteine werden in den Vermittlungsrahmen eines kognitiv-behavioralen Modells psychologischer Gruppen- oder Einzelbehandlung gestellt.

Tabelle 15:
Grundstruktur kognitiv-behavioral fundierter Trainingsgruppen

Grundelemente kognitiv-verhaltenstherapeutischer Trainingsgruppen
- Erarbeiten eines plausiblen Krankheits- und Veränderungsmodells
- Einüben konkreter Verhaltensweisen in der Trainingssituation
- Vorbereitung auf die Übertragung in den Alltag (Hausaufgaben)
- Anwendung im Lebensalltag (mit Rückkoppelung im Training)
- Effektprüfung in der Praxis (gegebenenfalls Modifikation)
- Anwendungsphase (evtl. Auffrischung durch Wiederholungssitzungen)
- Langzeitevaluation (z. B. über 12 Monate)

Die in Tabelle 15 dargelegten Schritte beabsichtigen folgendes:

Abfolge der Trainingsbausteine soll Motivation zur Teilnahme fördern

Im ersten Schritt, der Formulierung plausibler Modelle zur Erkrankung sowie zur Begründung der Behandlungsschritte werden die Programmziele sowie die Veränderungsschritte transparent. Damit soll die Motivation gefördert werden, überhaupt am Trainingsprogramm teilzunehmen. Im zweiten Schritt werden die notwendigen Verhaltensweisen zur Krankheitsbewältigung konkretisiert und im geschützten Rahmen erprobt. Wesentlich ist dann, dass die Veränderungen in den realen Lebensumfeldern stattfinden. Dort werden sie evaluiert und gegebenenfalls modifiziert.

Um diese Grundüberlegungen umzusetzen, lässt sich ein aus dreizehn Elementen bestehendes Programm konstruieren (vgl. Abbildung 4). Hier wurde die Abfolge der einzelnen Elemente so gewählt, dass sie den Betroffenen allmählich zur Akzeptanz und Anwendung zunächst vielleicht

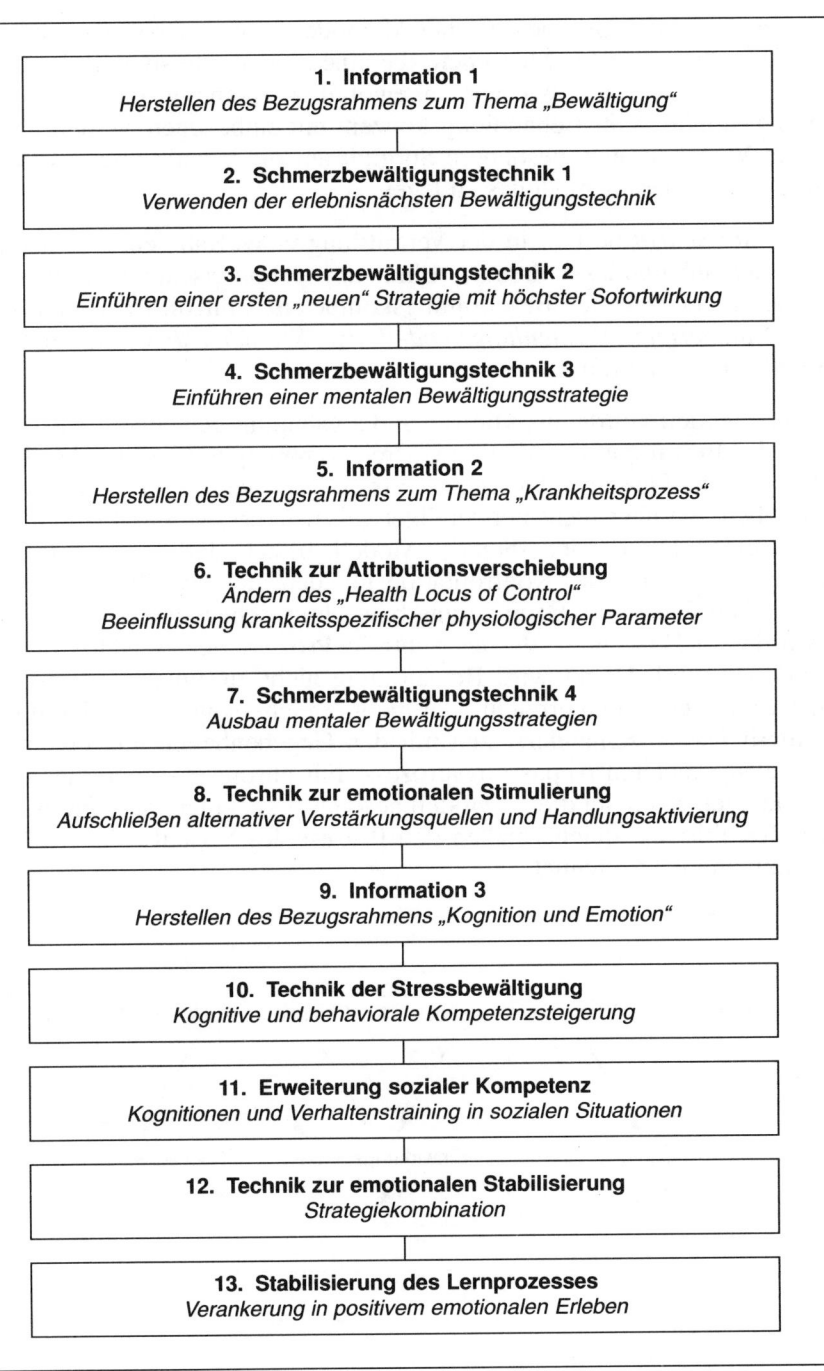

Abbildung 4:
Programmschritte eines Trainings zur Schmerz- und Krankheitsbewältigung

eher ungewohnter psychologischer Methoden führen. Dies erscheint wesentlich, da gerade für Menschen, die eine „klassische somatische Diagnose haben", es nach wie vor ungewöhnlich erscheint, dass psychologische Anteile in ihr Behandlungskonzept mit einbezogen werden. Daher ist im Vorgehen auch besondere Sorgfalt auf die Vermittlung des Erklärungs- und Therapiemodelles zu legen.

Rahmenmodell Krankheitsbewältigung

Der *erste Schritt* besteht in der Vermittlung eines Rahmenmodelles, aus dem sich ableiten lässt, dass das Einüben psychologischer Techniken zur Förderung der eigenen Bewältigungskompetenz sinnvoll ist. Hierzu wird das *Annäherungs-Vermeidungsmodell der Krankheitsbewältigung* nach Shontz (1975) gewählt.

Dieses Modell wurde aus klinischer Beobachtung gewonnen und konzipiert den Bewältigungsverlauf in Übereinstimmung mit anderen Modellen als einen in Phasen ablaufenden Prozess. Es werden drei Phasen beschrieben, die aber nicht notwendigerweise sukzessive durchlaufen werden müssen. Die Besonderheit des Modells besteht darin, dass in ihm ein Wechsel zwischen der Konfrontation mit den unvermeidlichen und bedrohlichen Folgen der Behinderung bzw. chronischen Krankheit und dem Sich-darauf-Einrichten als der zentrale Prozess der Bewältigung beschrieben wird. Damit wird Bewältigung nicht zu einem Zustand, den man entweder einmal erreicht oder nicht erreicht, sondern zu einem kontinuierlichen Auseinandersetzen mit den Gegebenheiten und einem darauf ausgerichteten Anpassungsprozess. Für chronisch-progrediente Erkrankungen erscheint dieses Modell besonders geeignet, da es im Prozess der Bewältigung gleichermaßen den Prozess des Verlaufs einer solchen Erkrankung nachzeichnet.

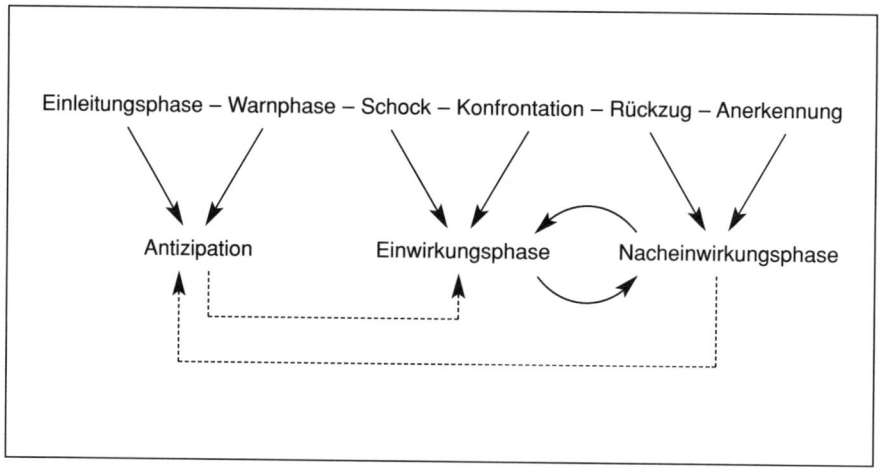

Abbildung 5:
Krankheitsbewältigungsmodell nach Shontz (1975)

Gerade die „Einleitungsphase" mit ihrer Annahme der Verunsicherung des Patienten und seinem Bedürfnis, die wahrgenommenen Symptome doch in bekannte, wenig bedrohliche Krankheitsbilder einzuordnen, entspricht dem bei chronischen Krankheiten zu beobachtenden Geschehen in besonderem Maße. Auf der Seite der „Anerkennung" findet sich ebenfalls eine Betrachtungsweise, wie sie vor dem Hintergrund der Krankheitseigenschaften „Chronifizierung" und „Progredienz" für die Verarbeitungsreaktionen der Patienten besonders zutreffend ist: „Bewältigung" wird nicht als einmaliger Vorgang gesehen, der, wenn einmal durchlaufen, endgültig abgeschlossen werden kann. Weiterhin ist in diesem Modell noch eine Besonderheit chronisch-progredienter Erkrankungen abgebildet, nämlich, dass es zum „normalen" Bewältigungsverlauf gehört, dass der Prozess nicht nur aus dem Wechsel zwischen Annäherung und Vermeidung an den gegebenen Zustand besteht, sondern immer wieder von vorne beginnt.

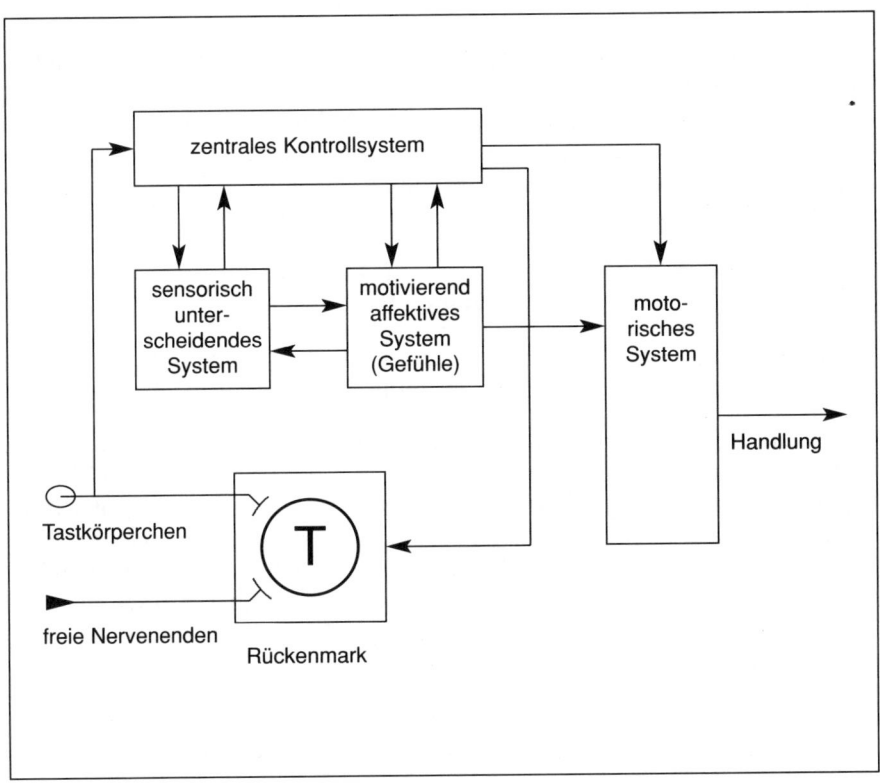

Abbildung 6:
Die Gate-Control-Theorie des Schmerzes

Dieses Modell dient als Entlastung für denjenigen, der sich vor dem Hintergrund langer Erfahrung mit der Erkrankung plötzlich als psychisch nicht mehr funktionsfähig erlebt, da er es nicht verstehen kann, dass er sich immer wieder mit Schwierigkeiten mit der von ihm längst bewältigt geglaubten Erkrankung konfrontiert sieht. Da in diesem Modell die psychischen Reaktionen auf die Erkrankung in den Vordergrund gerückt werden, wird damit gleichzeitig sowohl die Normalität als auch die Notwendigkeit des Einbeziehens psychologischer Methoden für diesen Aspekt der Erkrankung betont. Gleichzeitig ist damit angegeben, dass sich die psychologische Herangehensweise nicht als Alternative, sondern als Ergänzung zum biomedizinischen Vorgehen versteht.

Im *zweiten Schritt* wird auf den für alle Patienten gegenwärtigen Problemkreis des chronischen Schmerzes abgehoben. Dabei wird an die Erfahrungen der Patienten mit eigenen Strategien angeknüpft und insbesondere die Wirksamkeit von Ablenkungs- bzw. Aufmerksamkeitsumlenkungsverfahren herausgearbeitet. An dieser Stelle lässt sich als erstes spezifisches Modell die *Gate-Control-Theorie* (Melzack & Wall, 1982) einführen.

In ihren zentralen Aussagen betont sie die Beteiligung der Wahrnehmung, der Einordnung sowie der Emotionen und der Rückwirkung dieser Prozesse auf das vom Betroffenen empfundene Schmerzgeschehen und damit die zum Teil partielle Unabhängigkeit dieses Empfindens von einer gegenwärtigen körperlichen Ausgangsbedingung. Dieses Modell lässt sich beispielhaft über eine kurze Geschichte veranschaulichen:

Beispiel

Der Vater einer Freundin von mir, der leidenschaftlich gern in den Wald geht und Pilze sammelt, erzählte mir einmal folgende Begebenheit:

„Ich kenne mich ja unheimlich gut im Wald mit all seinen Gefahren und Überraschungen, die er so zu bieten hat, aus. So macht es mir wirklich nichts, wenn ich auf der Suche nach meinen Pilzen durch das Unterholz streife und dabei immer wieder Schläge ins Gesicht kriege, an den Armen, an den Füßen aufgekratzt und zerstochen werde. Ja häufig wundere ich mich sogar hinterher, wo es überall blutet und wo überall Kratzer zu Tage treten, ohne dass ich überhaupt irgendwann einmal bemerkt hätte, dass ich mich verletzt habe.

Einmal jedoch habe ich, ich weiß nicht mehr, ob im Radio oder in der Zeitung davon erfahren, dass neuestens in unserer Gegend auch wieder Giftschlangen beobachtet worden sind. Man hatte gerade wieder einen Pilzsammler ins Krankenhaus eingeliefert und ihn nur mit Mühe gerettet.

Als ich am nächsten Morgen in den Wald ging, um wie gewohnt Pilze zu sammeln, habe ich an die Meldung überhaupt nicht mehr gedacht. Zunächst war auch alles wie sonst immer. Doch irgendwann, es war inzwischen auch etwas wärmer geworden, spürte ich plötzlich einen scharfen, stechenden Schmerz über meinem linken Knöchel (sensorisch-unterscheidendes System). Da ich mich gerade in der Nähe eines Himbeergestrüpps aufhielt, schenkte ich ihm im ersten Augenblick auch gar keine Beachtung. Aber plötzlich überfiel mich der Gedanke: „Mein Gott! War das vielleicht eine Schlange (zentrales Kontrollsystem)?" Und ich sah sofort hinunter an mein Bein und bemerkte Blut und in der Nähe ein Rascheln. Und fast im gleichen Augenblick wurde der Schmerz so scharf und schneidend und giftig, dass mir direkt der Schweiß auf die Stirn kam (motivierend-affektives System). Es war so schlimm, dass ich auf diesem Fuß gar nicht mehr stehen konnte, ja mich setzen musste trotz aller möglichen Gefahren und mit einer wahnsinnigen inneren Hektik und Anspannung die Hose hochriss und dort einen kurzen, tiefen und blutenden Schnitt sah, in dem noch der Dorn einer Himbeerstaude steckte. Und im gleichen Augenblick war der Schmerz, dieses glühende, giftige, vor allem aber lebensbedrohliche und überwältigende Gefühl wie weggeblasen (zentrales Kontrollsystem; motivierend affektives System). Es war nur noch ein Ritz in meiner Haut (sensorisch unterscheidendes System), der nach wenigen Sekunden gar nicht mehr zu spüren war."

Die Theorie ist sowohl in ihren neurophysiologischen Annahmen als auch hinsichtlich ihrer Tragfähigkeit bezüglich einer umfassenden Beschreibung psychologischer Schmerzverarbeitungsvorgänge zu Recht kritisiert worden. Für den therapeutischen Einsatz stellt sie jedoch nach wie vor das auch für den Laien griffigste und am leichtesten nachvollziehbare Modell dar, aus dem für jeden verständliche psychologische Schmerzbewältigungstechniken abgeleitet werden können.

Der *dritte Schritt* greift das Thema „Schmerz" weiter auf. Da praktisch alle von entzündlich-rheumatischen Erkrankungen betroffenen Menschen Erfahrung mit krankengymnastischer Therapie haben, wird als psychologisches Verfahren zum Einstieg die progressive Muskelrelaxation angeboten. Diese zeigt durch ihre Betonung körperlicher Prozesse große Nähe zu krankengymnastischen Übungen und vermittelt dadurch auch praktisch die Zugehörigkeit psychologischer Verfahren zu den sonstigen therapeutischen Vorgehensweisen. Die progressive Muskelrelaxation kann darüber hinaus mit dem Schmerzmodell des Schmerz-Spannungs-Schmerz-Kreislaufes in Beziehung gebracht werden. Dieses Modell stellt dar, dass gleichgerichtet mit einer Zunahme psychischer Anspannung eine körperlich-muskuläre einhergeht, die ihrerseits eine Zunahme von Schmerzen bewirkt. Diese kann sich ihrerseits sowohl direkt in einer Zunahme physischer Anspannung auswirken als auch indirekt durch eine negative psychische Reaktion auf den zunehmenden Schmerz eine Erhöhung körper-

Progressive Muskelrelaxation als erfahrungskonformes Verfahren

Phantasiereise

licher Anspannung bewirken, was letztlich in einen Teufelskreis führt. Erst im *vierten Schritt*, der nach wie vor beim Thema Schmerz bleibt, wird nun ein Verfahren eingeführt, das sich weiter von den Alltagserfahrungen der Klienten entfernt. Dieses besteht in einem mentalen Entspannungstraining (Phantasiereise). Diese wird mit den bereits herausgearbeiteten Ablenkungsstrategien sowie der Entspannungserfahrung durch die progressive Muskelentspannung verknüpft. Auf diese Weise erscheint auch dieses Verfahren nur als Variation bisher vertrauter Vorgehen und lässt sich daher leicht akzeptieren.

Versuch der Veränderung des Krankheitsprozesses durch mentale Technik

Im *fünften Schritt* erfolgt nun eine Abwendung vom Thema Schmerz hin zum Thema des Krankheitsprozesses. Die Vermittlung des hierfür relevanten Modells erfolgt vor dem Hintergrund der Erfahrung, dass mentale Strategien zur Symptombekämpfung einsetzbar sind. Außerdem wird die Wirkung von Vorstellungen auf körperliche Prozesse anhand der Zitronenübung (siehe S. 70) demonstriert sowie diese Übung durch die Verknüpfung mit dem meist allgemein bekannten Phänomen des Placeboeffektes auf die Möglichkeit mentaler Beeinflussung von Krankheitsgeschehen bezogen. Schließlich wird als theoretisches Modell das der wechselseitigen Verknüpfung des Zentralnervensystems, des Immunsystems sowie des hormonellen Systems, wie es sich aus den Ansätzen der Psychoimmunologie ableiten lässt, eingeführt.

Visualisierung

Der *sechste Schritt* besteht in der Durchführung eines Trainings zur Visualisierung. Mit Hilfe dieses aus dem von Simonton, Matthews-Simonton und Creighton (1982) für Krebspatienten entwickelten abgeleiteten Verfahrens werden zwei Zielbereiche anvisiert: Einmal sollen die krankheitsbezogenen Kontrollüberzeugungen in günstiger Richtung verändert werden, wie es mit Hilfe dieser Methodik für Krebspatienten beschrieben ist. Zum anderen soll auch direkt auf den Verlauf der Erkrankung durch eine Einflussnahme auf immunologische Prozesse durch mentale Übungen, wie sie Ergebnisse der Psychoimmunologie zumindest als möglich erscheinen lassen, eingewirkt werden. Hierzu ist der Visualisierungsansatz an die immunologischen Gegebenheiten der entzündlich-rheumatischen Erkrankungen anzupassen (vgl. Kap. 4.7.1.2).

Schmerzveränderung in der Vorstellung

Im *siebten Schritt* wird als Kontrast zur vorhergehenden, auf den Krankheitsverlauf abzielenden Vorgehensweise die der Schmerzobjektivierung angeboten. Damit ist eine die Schmerzsymptomatik fokussierende Strategie gemeint. Ähnlich wie im vorangegangenen Schritt ist auch hier die Arbeit mit Bildern die zentrale Technik. Damit soll zugleich eine detailliertere Beschreibung der Schmerzen sowie eine Distanzierung vom emotionalen Aspekt der Schmerzempfindung ermöglicht werden. Die Grundschritte dieser Übung werden durch folgende Anweisung zur Übung „Schmerzobjektivierung" vorgegeben:

1. Fokussieren und Beschreiben des Schmerzes

– Richten der Aufmerksamkeit auf eine ausgewählte Schmerzempfindung
– Herausfinden und Beschreiben der zwei Aspekte des Schmerzempfindens:
  a) Der sensorisch-diskriminative Anteil
  b) Der affektiv-evaluative Anteil
– Trennen der Anteile in der Wahrnehmung durch Verlagerung der Aufmerksamkeit auf nur einen Teil
– Einüben der Trennung der Schmerzempfindungsqualitäten durch Wechsel der Aufmerksamkeit zwischen den Qualitäten
– Fixieren der Aufmerksamkeit auf den sensorisch-diskriminativen Anteil

2. Bildhafte Veränderung des Schmerzes

– Herausarbeiten eines anschaulichen Bildes oder einer Metapher für den Schmerz
– Verändern von Teilaspekten des Bildes oder des ganzen Bildes in Richtung „Linderung/Erträglichkeit"
– Konzentration auf das veränderte Bild, evtl. experimentieren mit weiteren Veränderungen

Der *achte Schritt* hat als Zielbereich die Veränderung negativer Emotionen sowie das Überwinden von Inaktivitäts- und Rückzugstendenzen, wie sie sich aus der Unvorhersehbarkeit des Krankheitsverlaufes selbst über kurze Zeiträume hinweg häufig ergeben. Es soll hier die Anregung gegeben werden, zu den Erlebnisbereichen, die durch die Funktionseinschränkungen verlorengegangenen sind, Alternativen zu finden. Hierzu wird der Ansatz des „Genusstrainings" (Lutz, 1996) gewählt, der sich unter anderem bereits in der Behandlung depressiver Erkrankungen sowie als allgemeiner Ansatz zur Förderung gesundheitsfördernder Verhaltensweisen bewährt hat. Dieser aktivierende, nach außen orientierte Baustein wird an dieser Stelle auch als Kontrastierung zu den bislang eher „innenlastigen" Möglichkeiten eingesetzt. Damit soll die Notwendigkeit, auf beide Zugangsweisen zurückzugreifen, unterstrichen werden. Zudem bereitet dieser Ansatz in indirekter Weise bereits den Gebrauch kognitiver Strategien vor, da in dem Vorschlag, trotz bestehender Krankheit etwas zur Steigerung der Lebensqualität zu tun, bereits ein alternatives Krankheits- oder Behinderungskonzept angedeutet wird. Ebenso wird in der Struktur der Übung selbst vor allem auf eine flexible Wahrnehmung und Überprüfung

Erweitern der Erlebnismöglichkeiten durch Genusstraining

unterschiedlicher emotionaler Reaktionen abgehoben. Damit soll in Frage gestellt werden, dass negative äußere Situationen automatisch eine negative innere Bewertung und Einstellung hervorrufen müssen.

Veränderung von Bewertungsmustern gegenüber Schmerz und Krankheit

Direkt anschließend wird nun im *neunten Schritt* der Bereich der Kognitionen auch offen thematisiert. Hierzu wird wiederum ein eigenes, für diesen Bereich spezifisches Erklärungsmodell geboten. Um einen direkten Anschluss an die im vorhergehenden Schritt in den Vordergrund gerückte emotionale Reaktion zu gewinnen, wird hierfür das Modell der kognitiven Bestimmung emotionaler Reaktionen entsprechend dem Ansatz der rational-emotiven Therapie (Ellis & Grieger, 1979) herangezogen. Dieses Modell kann als Bestandteil des übergeordneten Modells der Stressregulation in Anlehnung an Lazarus und Folkman dargestellt werden. Durch das Einbeziehen der letztgenannten Konzeption wird einerseits auf die bereits thematisierten Bereiche „Wahrnehmung" und „Emotion" noch einmal hingewiesen, andererseits auch das unerlässliche Einbeziehen kognitiver Prozesse unterstrichen sowie die Auswirkung von Modifikationen in allen drei angesprochenen Bereichen nicht nur auf die Emotionen, sondern auch auf das konkrete Verhalten betont.

Stressimmunisierungstraining

Im *zehnten Schritt* werden nun diese theoretischen Vorstellungen mit Hilfe einer aus dem Stressimmunisierungstraining nach Meichenbaum (1991) abgeleiteten Technik konkret umgesetzt. Hierzu werden Gedankenprotokolle zu relevanten Belastungssituationen erstellt. Die darin herausgearbeiteten Gedanken werden jeweils hinsichtlich der damit verbundenen emotionalen Reaktion als „positiv" oder „negativ", in Bezug auf mögliche bewältigungsorientierte Handlungsintentionen als „hinderlich" oder „förderlich" eingeschätzt. Für die als veränderungswürdig herausgearbeiteten Kognitionen werden schließlich alternative, individuell passende Gedankenkonstruktionen erarbeitet und festgehalten (vgl. Anhang S. 94).

Die Bedeutung der gedanklichen Einordnung und Bewertung jeder (Lebens-)Situation lässt sich besonders eindringlich über die Verwendung entsprechender Bilder und Geschichten unterstreichen (Jungnitsch, 2003).

Rollenspiele für die Gestaltung des Kontaktes zur Umwelt

Als ein besonders herauszugreifendes Lebensfeld, das häufig belastende Situationen beinhaltet, bekommt im *elften Schritt* der Bereich sozialer Beziehungen einen eigenen Schwerpunkt. Auf diesen werden die Techniken des vorangegangenen Schrittes übertragen. Zusätzlich sind direkte behaviorale Übungsmöglichkeiten in Form entsprechender Rollenspiele vorgesehen.

Der *zwölfte Schritt* dient nun anhand eines festgesetzten Themas, nämlich Situationen von *Trauer und Verlust*, dazu, alle vorgenannten Strategien in Hinblick auf ihre Verwendungsmöglichkeiten in bereits erlebten oder auch künftigen Situationen zu überprüfen oder entsprechende Modifikationen zu überlegen. Damit soll das Einplanen psychologischer Strategien für belastende Situationen gefestigt sowie der Wert der vorgestellten Möglichkeiten für die jeweils persönliche Problemkonstellation noch einmal verdeutlicht werden.

Schließlich ist mit dem dreizehnten Schritt ein Abschluss des gesamten Vorgehens im Rahmen einer ein positives Gruppengefühl vermittelnden Übung geplant, um das gesamte Programm noch einmal in den Rahmen einer insgesamt positiven emotionalen Atmosphäre zu stellen. **Abschluss**

> **Übung: „Ich schreibe Dir einen Brief"**
>
> Jeder Teilnehmer der Gruppe einschließlich der Therapeuten schreibt allen anderen Mitgliedern einen kurzen Brief, in dem er eine positive Rückmeldung gibt, was ihm an der anderen Person gut gefallen hat, was er an ihr gemocht oder bewundert hat. Abschließend werden die Briefe getauscht und für jeden die Zeit zur Verfügung gestellt, sie in aller Ruhe zu lesen. Die Inhalte der Briefe werden jedoch nicht mehr besprochen, sondern es wird angeregt, dass jeder das, was er durch andere über sich erfahren hat, versucht, in die Sicht seiner eigenen Person zu übernehmen, respektive, das damit Erfahrene mit dieser eigenen Sicht zu konfrontieren.

Dieses Grundschema kann nun entsprechend der gewünschten Trainingsschwerpunkte, besonders aber entsprechend den gegebenen Rahmenbedingungen, wie sie für die Durchführung eines entsprechenden Programmes vorgegeben sind, durch das Herauslassen einzelner Bausteine oder das Herausgreifen und detailliertere Ausarbeiten einzelner Bestandteile je nach den Bedürfnissen von Zielgruppe, Behandler und Behandlungsrahmen modifiziert werden. Beispielhaft wird dies für die chronische Polyarthritis sowie die Spondylitis ankylosans dargestellt.

4.7.1 Verfahren für Patienten mit chronischer Polyarthritis

Für Patienten mit chronischer Polyarthritis werden zwei solcher aus dem vorstehenden Gerüst abgeleitete Konkretisierungen illustriert.

4.7.1.1 Schmerz- und Krankheitsbewältigungstraining

Die beschriebene Grundstruktur wurde für Patienten mit chronischer Polyarthritis den Gegebenheiten stationärer Rehabilitation entsprechend in ein sechs Stunden umfassendes Gruppenkonzept umgesetzt. Diese Stundenzahl ergibt sich aus dem zur Verfügung stehenden Zeitrahmen von zwei Wochen, innerhalb dessen pro Woche maximal drei Einheiten möglich sind, um die Teilnehmer nicht zu überfordern.

Dauer und Häufigkeit des Trainings müssen den Bedingungen der Erkrankung Rechnung tragen

Für Patienten mit chronischer Polyarthritis ist die Dauer der Gruppensitzungen wichtig. Diese sollte 60 Minuten nicht überschreiten. Viele schwer betroffene Patienten haben bei einer längeren Dauer Schwierigkeiten mit dem Sitzen und, nach längerem Sitzen, wieder mit dem Aufstehen. So sollte auch bei der Bestuhlung den Bedürfnissen dieser Patienten Rechnung getragen werden und z. B. wenigstens ein Teil der Stühle mit Aufstehhilfen versehen sein.

Wegen der zeitlichen Limitierung der Sitzungsdauer ist die Gruppengröße mit durchschnittlich fünf, maximal sieben Personen veranschlagt.

- *Programmstruktur*

Individuelles Vorgespräch ist notwendiger Bestandteil der Gruppenstruktur

Jeder Gruppe soll ein individuelles Vorgespräch vorangehen. Dies dient einmal zur Abklärung der Teilnahmeindikation, vor allen Dingen soll der Betroffene hier Gelegenheit erhalten, auf seine individuelle Situation ausführlich eingehen zu können. Dies verhindert, das im Verlauf der ersten Gruppenrunden das Bedürfnis, seine persönliche Situation detailliert darzulegen, den Austausch untereinander beeinträchtigt. Im Anschluss an dieses individuelle Vorgespräch lässt sich der Ablauf des Gruppenprogrammes wie folgt skizzieren (Abbildung 7).

- *Programminhalte*

Ziel der Gruppe ist eine Veränderung der Schmerz- und Krankheitsbewältigung

In der ersten Sitzung wird neben der Einführung des genannten übergeordneten theoretischen Rahmens als erste Technik die „geplante Ablenkung" von Schmerz thematisiert.

Die zweite Sitzung ist der Durchführung der „Progressiven Muskelentspannung" sowie mit Hilfe einer kurzen Übung der Darstellung des Zusammenhangs zwischen psychischen und körperlichen Vorgängen gewidmet. Bei der Durchführung der „Progressiven Muskelentspannung" ist auf die körperliche Situation der Beteiligten zu achten. Sie sind möglicherweise nicht in der Lage, alle Anspannungsschritte durchzuführen. Hier ist es hilfreich, sich mit der behandelnden Physiotherapeutin abzusprechen, die in der Regel auf den Patienten zugeschnittene Anspannungsformen zur Verfügung hat.

In der dritten Sitzung wird die für Patienten mit chronischer Polyarthritis modifizierte Form der Visualisierungstechnik durchgeführt (siehe Kap. 4.7.1.2). Auf diese folgt die Übung zur Objektivierung des Schmerzerlebens.

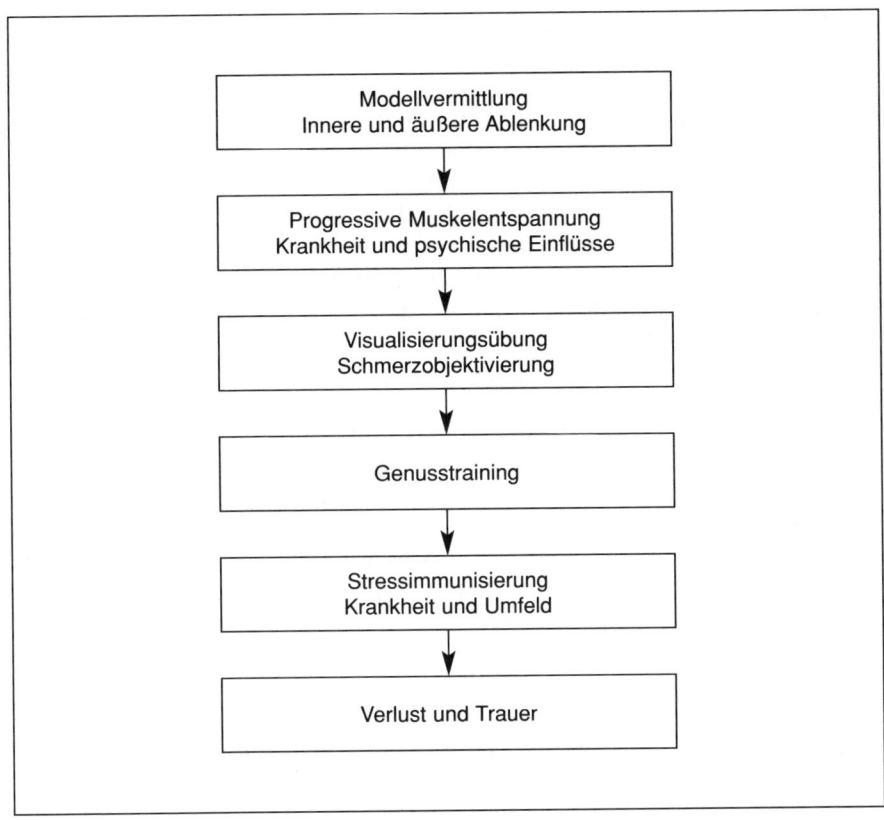

Abbildung 7:
Struktur eines stationären Trainings zur Schmerz- und Krankheitsbewältigung

In der vierten Sitzung wird über die Verbindung von Wahrnehmung und Gefühlsprozessen eine Methode vorgestellt, die über das Ausnutzen einzelner dieser Sinneskanäle aktiv eine positive Stimmungslage herbeizuführen gestattet. Hierzu wird in der Regel der Tastsinn genutzt.

Die fünfte Sitzung ist der Bewältigung vor allem unveränderlicher Situationen mit Hilfe kognitiver Techniken sowie der Vorbereitung konkreter Verhaltensänderungen in sozialen Situationen gewidmet.

In der abschließenden Sitzung wird schließlich mit dem Thema „Verlust und Trauer" der flexible Einsatz aller vorgestellten oder von den Teilnehmern eingebrachten Bewältigungsstrategien exemplarisch dargestellt. Die Sitzung wird mit der Übung „Ich schreibe Dir einen Brief" (siehe S. 65) abgeschlossen.

Die genauere Gestaltung der einzelnen Gruppenstunden ist Jungnitsch (2003) zu entnehmen.

4.7.1.2 Visualisierungstraining

Visualisierung greift einen Schwerpunkt aus dem Gesamtkonzept heraus

Das Konzept des Visualisierungstrainings greift aus dem Rahmenkonzept die Bausteine eins, fünf und sechs heraus und detailliert die Vorgehensweise innerhalb dieser Punkte. Dies geschieht unter der Absicht, den Fokus der Maßnahme auf den primärpräventiven Aspekt der Interventionsmöglichkeiten zu richten. Ziel ist, gegebene strukturelle Abweichungen eines Organsystems von der Norm möglichst zu begrenzen oder sie sogar soweit als möglich rückgängig zu machen. Da für die chronische Polyarthritis wesentliche Prozesse der Pathogenese innerhalb des Immunsystems angenommen werden, ist hier für psychologische Verfahren, die auf Veränderungen immunologischer Parameter abzielen, ein Angriffspunkt zu sehen.

Beeinflussung immunologischer Prozesse durch Suggestionstechniken möglich

Immunologische Prozesse können mit Hilfe spezifischer Suggestionstechniken mittels Visualisierungsanleitungen günstig beeinflusst werden (Schulz & Schulz, 1996). Einen theoretischen Hintergrund für diese Auffassung stellt die als gesichert anzunehmende Erkenntnis dar, dass psychologische und immunologische Prozesse keineswegs als voneinander unabhängig anzusehen sind (vgl. Ader, Felten & Cohen, 1991).

- *Programmstruktur*

Die Struktur, wie sie hier vorgestellt wird, ist wiederum auf die Bedingungen eines drei- bis vierwöchigen stationären Heilverfahrens abgestimmt. Daher gelten hierfür ebenfalls die oben unter Kapitel 4.7.1.1 genannten Überlegungen. Es sind wiederum insgesamt sechs Gruppeneinheiten zu jeweils 60 Minuten konzipiert, denen eine individuelle Vorbesprechungsstunde für jeden Patienten vorausgeht (vgl. Abbildung 8).

Die Trainingsstunden werden innerhalb der für die sonstigen Maßnahmen gültigen Therapiekernzeit, in der Regel vormittags, durchgeführt. Die Gruppen umfassen maximal sieben Patienten, die Teilnahme ist freiwillig, aber ärztlicherseits empfohlen. Die Gruppe ist von Psychologen zu leiten und durchzuführen. Die Teilnehmer erhalten schriftliches Begleitmaterial (siehe Anhang, S. 103 ff.) sowie zum eigenständigen Üben Kassetten (Jungnitsch, 2003).

- *Programminhalte*

Trainingsziel ist Beeinflussung des Krankheitsgeschehens

Die einzelnen Inhalte verteilen sich folgendermaßen auf die sechs Gruppenstunden

1. Gruppenstunde: Informationsphase – Modell der Krankheitsentstehung: Am Beginn der Gruppensitzung steht eine Vorstellungsrunde. Hier sollen die Patienten ihre Ideen über Entstehung und Verlauf ihrer Erkrankung

1. Gruppenstunde:
Informationsphase – Modell der Krankheitsentstehung

- Einführung und gegenseitiges Kennenlernen
- Vermittlung des Modells „Psychoimmunologie und Krankheit"
- Verifizierung des Modells an der Übung „Zitronenübung", Ausführung und Erweiterung der Erfahrung durch Begleitmaterial, das für die kommende Sitzung durchzulesen ist

2. Gruppenstunde:
Visualisierungsmodell und Entspannungs-/Vorstellungstraining

- Hausaufgabenbesprechung
- Explikation des Trainingsziels
- Erproben der Vorstellungsfähigkeit (Creative Imagination Scale in der Übersetzung von Viehhauser, 1994)
- Phantasiereise (Ruhe und Kraft), als Kassettenvorlage durchzuführen

3. Gruppenstunde:
Gesunde Funktionen und Bilderarbeitung

- Hausaufgabenbesprechung
- Visualisierungsübung I (Gesunde Funktionen)
- Assoziationen zu Bildern der Erkrankung auf dem Hintergrund der Bilder zur Gesundheit
- Experimentieren mit Visualisierung II als Hausaufgabe

4. Gruppenstunde:
Visualisierungsübung

- Hausaufgabenbesprechung
- Visualisierungsübung II (Kernübung)
- Auswertung der aktuellen Erfahrungen

5. Gruppenstunde:
Stabilisierung und Ausformung der Vorstellungsbilder

- Hausaufgabenbesprechung
- Durchführung der Visualisierungsübung II nach den Konstruktionsgesichtspunkten
- Besprechen der Erfahrung; bei kleinen Gruppen Intensivieren der Bildvorstellung durch Zeichnungen der individuellen Bilder

6. Gruppenstunde:
Generalisierung

- Hausaufgabenbesprechung
- Visualisierungsübung III (Zukunft ohne Krankheit)
- Einordnen der Übung in Visualisierungsübung II
- Besprechen von Übertragungsmöglichkeiten der erlernten Technik in den Alltag
- Abschiedsritual

Abbildung 8:
Aufbau des Visualisierungstrainings für Patienten mit chronischer Polyarthritis

sowie über die vermuteten Einflussmöglichkeiten offenlegen. Die Patienten werden nach ihren Beobachtungen im Zusammenhang mit einer Verbesserung oder Verschlechterung ihrer Krankheit gefragt. Besonders sollen die Mittel und Wege, die sie bereits zur Krankheitsbeeinflussung herausgefunden haben, herausgearbeitet werden. Schwerpunkt dieses gesprächsbetonten Abschnitts ist das Vermitteln des psychoimmunologischen Modells der Krankheit. Dessen Kernaussage besteht darin, dass nicht nur die körperlichen Gegebenheiten über Ausbruch und Verlauf von Krankheiten entscheiden, sondern individuelle psychische Prozesse diese ebenfalls bedeutsam verändern können. Eine Demonstration des Einflusses von Gedanken auf körperliche Vorgänge durch die „Zitronenübung" führt zu einem Grundmodell eigener Einflussmöglichkeiten:

Zitronenübung

Setzen Sie sich ganz entspannt auf Ihren Stuhl, lassen Sie Ihre Gedanken und Vorstellungen treiben. Vielen Menschen fällt dies leicht, wenn sie dazu ihre Augen schließen und sich in ihrem Geiste, ihrer Vorstellung mit etwas beschäftigen, was sie gerne mögen, ihnen gut bekannt ist, ihnen gut tut. Und so können Sie feststellen, dass Sie ganz unterschiedliche Bilder, Gedanken, Szenen hervorrufen können, ganz, wie Sie es wollen oder es geschehen lassen. Für den Moment möchte ich Sie bitten, den Versuch zu unternehmen, die Vorstellung eines ganz bestimmten, vielleicht jetzt eigenartig klingenden Bildes zu versuchen – das einer Zitrone. Versuchen Sie einmal, sich eine Zitrone, die vielleicht auf einem weißen Teller liegen kann, sich immer genauer vorzustellen. Die Farbe der Zitrone – das kräftige Gelb oder vielleicht Gelb und etwas Grün – ihre Form – rundlicher oder gestreckter – die Beschaffenheit ihrer Schale – die Unregelmäßigkeit, die Poren – ein immer deutlicheres Bild Ihrer Zitrone. Und in der Vorstellung ist es vielen Menschen möglich, nicht nur Bilder, Gegenstände wie diese Zitrone wahrzunehmen, manche können sogar den Geruch erfahren, der von dieser Zitrone ausströmt. Und auch ist es möglich, selbst in der Vorstellung etwas zu tun – so wie ich Sie jetzt bitten möchte, in Ihrer Vorstellung ein Messer zur Hand zu nehmen und Ihre Zitrone in zwei Teile zu schneiden. Vielleicht spüren Sie den leichten Kraftaufwand, den Sie benötigen, um die Zitrone zu zerteilen, können sehen, wie die Schnittfläche mit ihren aufgeschnittenen Poren vom Saft glänzt, vielleicht ein paar durchgeschnittene Kerne, den Saft, wie er Ihre Finger benetzt, auf den Teller läuft. Und den Geruch nach frischem Zitronensaft, Zitronenduft. Und ich möchte Sie nun um ein Weiteres bitten: Schneiden Sie ein Stück der Zitrone ab – führen Sie dieses Stück zum Mund – lecken Sie daran oder beißen es ab – und schmecken den unverwechselbaren Geschmack der Zitrone in Ihrem Mund – in der ganzen Mundhöhle – spüren ihn vielleicht am ganzen Körper – ein Geschmack, der selbst dann noch nachklingt, wenn Sie den Saft schon längst hinuntergeschluckt haben.

> Vielleicht ist dieser Geschmack, das Gefühl in Ihrem Mund selbst dann
> noch ein wenig gegenwärtig, wenn Sie jetzt wieder Ihre Augen öffnen,
> Ihre jetzige Umgebung deutlich wahrnehmen und erkennen, dass Sie sich
> wieder ganz hier in der Gruppe befinden.

Bezogen auf den Bereich „Krankheit" kann die enge Verbindung psychischer mit physiologischen Prozessen am Beispiel des Placeboeffektes sehr gut veranschaulicht werden. Zur Unterstützung wird den Teilnehmern entsprechendes Begleitmaterial ausgehändigt (Jungnitsch, 2003). Das schriftliche Begleitmaterial soll auch die Verankerung des Vorgehens in wissenschaftlich überprüfbarem Rahmen dokumentieren. Die Transparenz der einzelnen Übungsbestandteile und deren Aufbau soll eine Abgrenzung gegenüber nicht fundierten oder ausschließlich spekulativen Verfahren leisten und etwaigen „mystischen" Heilungsvorstellungen entgegenwirken.

2. Gruppenstunde: Erproben der eigenen Vorstellungsfähigkeit: In Anlehnung an das diagnostische Instrument der „Creative Imagination Scale" (Wilson & Barber, 1978, siehe Anhang, S. 97) steht im Zentrum dieser Stunde die Überprüfung und Vorbereitung der Teilnehmer hinsichtlich ihrer Imaginationsfähigkeiten. Zunächst wird jedoch zu Beginn das Gruppenziel unterstrichen, die trotz der Erkrankung noch in hohem Maße vorhandenen gesunden Anteile der Person auszuweiten.

Daran anschließend wird der in der ersten Stunde ausgegebene Text vor allem in Hinblick auf entsprechende persönliche Erfahrungen der Teilnehmer besprochen und in das psychophysiologische Wirkmodell der Visualisierung eingeordnet. Dieses Modell soll den Teilnehmern das komplexe Wechselspiel der einzelnen körperlichen und psychischen Systeme veranschaulichen. Daran schließt sich die Vorübung zur Visualisierung in Form des oben genannten Imaginationstestes an. In diesem werden verschiedene sensorische Systeme wie Sehen, Hören, Riechen usw. und Empfindungen wie Schwere, Kühle, Zeitverzerrung usw. angesprochen. Damit kann jeder Patient seine Stärken und Schwächen in der Bildung von Vorstellungen herausfinden. Mit Hilfe dieser Übung soll den Teilnehmern verdeutlicht werden, dass sich Imagination nicht auf „visuelle Vorstellung" beschränkt, sondern eine Vielzahl unterschiedlicher Möglichkeiten beinhaltet. Die Teilnehmer werden ermutigt, sich zunächst auf ihr bevorzugtes Vorstellungssystem zu verlassen und aufbauend auf dieses mit zunehmender Übung mehr und mehr andere vorgestellte Sinneseindrücke hinzutreten zu lassen.

3. Gruppenstunde: Visualisierungsübung „Gesunde Funktionen" und Erarbeiten individueller Krankheitsbilder: Nach der Besprechung der Hausaufgabe wird eine erste konkrete Übung zur Visualisierung durchgeführt. Hierbei handelt es sich um eine Vorübung, die das Selbstbild der

Teilnehmer in Richtung auf eine positive Wertung des eigenen Körpers verändern soll. Die Teilnehmer erleben sich nämlich häufig als „ganz und gar krank" und minderwertig. In der Übung „Gesunde Funktionen" (s. Anhang, S. 106) soll die Aufmerksamkeit auch auf die Teile des Körpers gerichtet werden, die völlig gesund und in Ordnung sind.

Anschließend an die Übung soll jeder Einzelne, möglichst unter Beteiligung der übrigen Gruppenmitglieder, ein Bild seiner Erkrankung und der Veränderungen erarbeiten, die auftreten sollen.

Als Hausaufgabe sollen sich die Teilnehmer nochmals mit der Ausgestaltung ihres individuellen Krankheitsbildes beschäftigen, vor allem in Hinblick auf die Möglichkeiten zur Eindämmung oder Beendigung des Krankheitsprozesses und dem Einbeziehen der Medikamente dabei.

4. Gruppenstunde: Visualisierungsübung: Für die Besprechung der Hausaufgabe und die endgültige Formulierung der individuellen Bilder zur Erkrankung und der möglichen Veränderungen wird viel Zeit eingeräumt. Dies deswegen, weil es vielen Patienten zunächst nicht gelingt, neben einem die Krankheit verkörperndem Bild auch eine entsprechende positive Veränderung und ein hilfreiches Mitwirken der medikamentösen Behandlung in ihre Vorstellungen einzubeziehen. Erst wenn dies gelungen ist, kann die Visualisierungsübung beginnen. Diese wird in der Gruppe in möglichst offener Form gegeben, damit alle Teilnehmer auch ihre eigenen Vorstellungen realisieren. In der Anleitung muss darauf geachtet werden, dass weniger aggressive, auf eine allgemeine Stärkung des Immunsystems und seines „Vernichtungspotentials" abzielende Formulierungen gebraucht werden. Diese sind bei einer Autoimmunerkrankung wie der chronischen Polyarthritis eher kontraindiziert. Der Inhalt der Anleitung soll vielmehr auf eine Harmonisierung der medizinisch bislang auch noch nicht konkret fassbaren Abläufe im Immunsystem abzielen.

Instruktionsmöglichkeiten für die Visualisierungsübung:

Formulierungen zur Veränderung des Krankheitsprozesses:

- Sie richten Ihre gesunden, aktiven Kräfte auf die Veränderung der Krankheit.
- Ihre eigenen Kräfte nehmen die Wirkstoffe der Medikamente auf und bremsen und beenden die Erkrankung.
- Sie sehen Ihre gesunden und starken Kräfte die Erkrankung verändern.
- Die Erkrankung wird durch Ihre Kräfte und die Wirkstoffe der Medikamente geschwächt.
- Ihre gesunden, richtig funktionierenden Abwehrkräfte ersetzen die falsch funktionierenden.
- Sie sehen, wie die Erkrankung, die Ursache der Erkrankung beseitigt wird.

- Die Abwehrkräfte ordnen sich neu, greifen nur mehr Fremdes an, erkennen Eigenes.
- Alle Immunkräfte stimmen wieder überein, helfen dem eigenen Körper.

Eine wörtliches Formulierungsbeispiel ist im Anhang (vgl. S.107) zu finden.

5. *Gruppenstunde: Ausformung der individuellen Vorstellungsbilder:* In dieser Stunde werden die individuellen Vorstellungsbilder bestärkt und ausgeformt. Hierzu dient die Struktur zur Visualisierungsübung als Anleitung. Eine Variation hierzu besteht darin, die Teilnehmer ihre gegenwärtigen Vorstellungen in Form eines gemalten Bildes gegenständlich werden zu lassen. Diese Stunde ist insgesamt relativ offen zu gestalten, in der Praxis füllt auch oft die weitere Ausformung der Vorstellungen sowie das Besprechen der Schwierigkeiten der Teilnehmer mit der Übung die gesamte Stunde aus. Als Hausaufgabe wird gegeben, die Übung mindestens zweimal konsequent durchzuführen.

6. *Gruppenstunde: Visualisierungsübung „Zukunft ohne Krankheit" – Übertragung auf den Alltag:* Thema der letzten Sitzung ist die Übertragung des Gelernten auf den Alltag. Dem dient zunächst die Visualisierungsübung „Reise in die Zukunft ohne Krankheit" (Anhang, S. 109). Damit sollen Zielvorstellungen bezüglich künftiger Möglichkeiten initiiert werden. „Ohne Krankheit" heißt dabei so körperlich gesund, wie dies im Rahmen der medizinischen Sachlage möglich ist. Dabei ist aber gleichzeitig auch ein Gesundheitskonzept gemeint, das auf eine im übergeordneten Sinne gesunde und befriedigende Lebensführung bei bestehenden körperlichen Krankheiten oder Einschränkungen abzielt. Im Auswertungsgespräch wird den Teilnehmern die Anwendung der Visualisierung als Bewältigungsstrategie gerade für Rückfälle im Krankheitsprozess nahegelegt. Dazu werden unterschiedliche, nicht mit der Krankheit in Zusammenhang stehende Problemsituationen der Teilnehmer aufgegriffen und die Visualisierungsübung auf diese Bereiche übertragen.

Die *ambulante Ausgestaltung der oben genannten Trainingsgruppen* sollte ebenfalls den Gruppenrahmen bevorzugen, dabei die Themeneinheiten aber auf mindestens 12 Einheiten verteilen und damit der Übung und Erprobung der einzelnen Teilschritte mehr Raum geben. Zu denken wäre auch an eine Verknüpfung der beiden genannten Gruppenstrukturen dergestalt, dass im Rahmen der eingangs dargestellten Grundstruktur das zuletzt genannte Visualisierungstraining an der entsprechenden Stelle in der geschilderten Vorgehensweise durchgeführt wird.

Ambulant sind Gruppen zu bevorzugen

Kombination verschiedener Gruppenansätze ambulant möglich

Dennoch ist auch ein individuelles Vorgehen möglich. Die einzelnen Bausteine sind so gestaltet, dass sie in allen Anteilen mit Ausnahme der Gruppengespräche auch im Einzelkontakt durchgeführt werden können. Gerade beim Visualisierungstraining kann sich im Einzelverfahren ein Vorteil ergeben. Die entsprechenden Vorstellungen können intensiver erarbeitet und in die Anleitung direkt eingearbeitet werden. Die Übungsphase lässt sich dann dadurch intensivieren, dass diese Anleitung während der Sitzung auf Band aufgenommen wird und der Patient somit seine ganz persönliche Vorlage zum eigenständigen weiterarbeiten erhält.

Individuelles Vorgehen prinzipiell möglich

4.7.2 Verfahren für Patienten mit Spondylitis ankylosans

Auch bei Menschen mit dieser rheumatischen Erkrankung stehen beim psychologischen Training die Ziele

– Linderung und besseres Umgehen mit Schmerzen
– Förderung der Krankheitsbewältigung
– Beeinflussung des Krankheitsverlaufes

im Vordergrund. Daher kann auch hier auf die dargestellte Grundstruktur, die gerade auf diese Ziele hin zusammengestellt wurde, zurückgegriffen werden. Neben einer möglichen Variation im Ablauf bzw. in der Betonung einzelner Elemente kommt hier als wichtiges Variationsmerkmal noch hinzu, das krankheitsspezifische Merkmale, die für das Erreichen der angegebenen Ziele zu berücksichtigen sind, ebenfalls aufgenommen werden. Für den Fall der Spondylitis ankylosans heißt das konkret, dass spezifische Bedingungen des Schmerzes, nämlich sein unverhofftes Auftreten in Bewegung und der typische frühmorgendliche Schmerz zu berücksichtigen sind. Bezüglich der Krankheitsbewältigung spielt das Aussehen des Bechterew-Patienten eine besondere Rolle. Die Erkrankung ist für den mit ihr nicht Vertrauten in der Regel nicht auf den ersten Blick zu erkennen. Der Mensch mit Spondylitis ankylosans wirkt vielmehr aufgrund seiner Haltung, aber auch aufgrund seiner Bewegungseinschränkungen auf seine Umgebung oft hochmütig oder abweisend. Auf diesen Aspekt nonverbaler Kommunikation im Kontakt zur Umwelt muss daher besonders eingegangen werden. Schließlich ist ein Hauptanliegen in der Beeinflussung des Krankheitsprozesses die sorgfältige und beständige Ausführung der krankengymnastischen Übungen sowie ein besonderes Gesundheitsverhalten bezüglich Rauchen und Körpergewicht. Diese Themen sind daher für das Ziel, auch den Verlauf der Krankheit über psychologische Mittel zu beeinflussen, zentral.

Beachten spezifischer Schmerzbedingungen bei Patienten mit Sp. a.

Körperhaltung des Patienten mit Sp. a. als Faktor in der Kommunikation

Ein die vorstehenden Überlegungen aufgreifendes Programm kann folgende Struktur haben.

• *Programmstruktur*

Auch für diese Struktur ist wieder der Rahmen stationärer Behandlung die Grundlage. Im ambulanten Bereich ließe sich der Umfang durch Vertiefung der einzelnen Bausteine sinnvoll ausweiten. Es sind wiederum sechs

Sitzungen, denen ein individuelles Vorgespräch vorausgeht, gestaltet. Da sich im Unterschied zu den Patienten mit einer chronischen Polyarthritis meist keine so massiven Beschwerden bei längerem Sitzen ergeben und ein Bewegungsanteil in jede Gruppenstunde eingebaut ist, ist für die einzelnen Einheiten eine Dauer von 90 Minuten günstig. Dies erlaubt eine stärkere Berücksichtigung der Gesprächsanteile, eventuell eine Aufstockung der Gruppengröße auf bis zu zwölf Personen. Der Ablauf der sechs Sitzungen lässt sich folgendermaßen skizzieren (vgl. Abbildung 10).

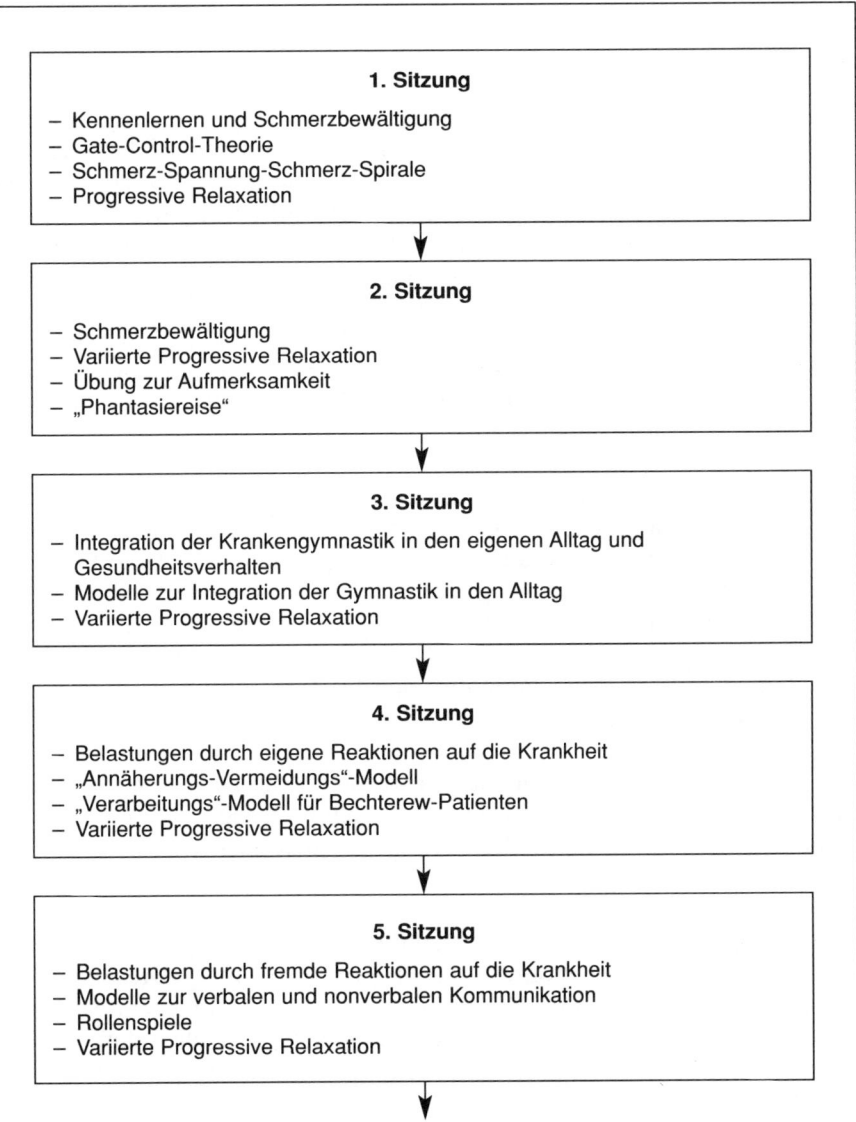

> **6. Sitzung**
> – Psychische Belastungen durch krankheitsspezifische und -unspezifische Merkmale
> – Übung: „Reise durch den Körper"
> – Übung: „Wo nehme ich meine Krankheit körperlich wahr?"
> – Variierte Progressive Relaxation

Abbildung 10:
Gruppenprogramm für Menschen mit Spondylitis ankylosans

- *Programminhalte*

1. Gruppenstunde: In der ersten Sitzung steht das gegenseitige Kennenlernen im Vordergrund. Inhaltlich liegt der Schwerpunkt auf der Schmerzbewältigung. Dazu werden im gemeinsamen Gespräch die individuellen Erfahrungen der Patienten bezüglich der Beeinflussung der Schmerzen herausgearbeitet. Diese verschiedenen Erfahrungen werden so zueinander in Bezug gesetzt, dass der Zusammenhang zwischen allgemeinen psychischen Prozessen und Schmerz durch die Gate-Control-Theorie (Melzack & Wall, 1982) verdeutlicht werden kann. Diese wird aus pragmatischen Gründen eingesetzt, da es weniger darauf ankommt, ein physiologisch richtiges als vielmehr ein subjektiv stimmiges Modell in der therapeutischen Arbeit zu verwenden.

Im Anschluss an die Erklärung der Gate-Control-Theorie werden Möglichkeiten psychologischer Bewältigungsstrategien, die sich aus dieser Theorie ableiten lassen, herausgestellt. Einen ersten Baustein zur psychologischen Schmerzbewältigung stellt die Progressive Muskelrelaxation dar. Diese soll den Patienten helfen, den „Teufelskreis" zwischen Schmerz und Anspannung zu durchbrechen. Sie wird jeweils am Ende jeder kommenden Sitzung mit den Patienten durchgeführt, um ein erfolgreiches Lernen zu ermöglichen.

2. Gruppenstunde: Zum Themenschwerpunkt dieser Sitzung wird eine Besonderheit des Morbus Bechterew, nämlich der charakteristische Schmerz, der sowohl in der Bewegung als auch nachts in Ruhe auftritt, gewählt.

Hinsichtlich dieser Schmerzen lernen die Patienten im ersten Teil der Sitzung eine Variation der Progressiven Muskelentspannung. Diese Variation der regulären Entspannung besteht darin, dass die Übungsteile so verändert werden, dass sie im Sitzen, Liegen, Gehen und Stehen durchgeführt werden können. Die Anleitung für die Übung in Bewegung lautet wie folgt:

Anleitung für die Übung in Bewegung

Versuchen Sie ganz ruhig und locker zu gehen, – ganz langsam – Sie sind ganz locker.

Ballen Sie die rechte Hand zur Faust – und lassen Sie die Anspannung allmählich ansteigen, soweit es Ihnen möglich ist, und halten Sie die Spannung dort fest – und atmen Sie noch einmal ein und aus – und locker lassen – und spüren Sie den unterschiedlichen Eindruck – beobachten Sie den Unterschied – gehen Sie dabei ruhig weiter.

Und nun ballen Sie die linke Hand zur Faust – und lassen Sie die Anspannung allmählich ansteigen, soweit es Ihnen möglich ist, und halten Sie die Spannung dort fest – gehen Sie dabei locker und ruhig weiter – und atmen Sie noch einmal ein und aus – und locker lassen – und spüren Sie den unterschiedlichen Eindruck zwischen Anspannung und Entspannung – beobachten Sie den Unterschied.

Versuchen Sie nun den ganzen Oberkörper anzuspannen – die Hände werden zu Fäusten zusammengeballt, die Arme und Schultern sind ebenfalls angespannt – ziehen Sie nun den Bauch ein – lassen Sie die Anspannung allmählich ansteigen, soweit es Ihnen möglich ist, und halten Sie die Spannung dort fest – gehen Sie dabei ruhig weiter – atmen Sie noch einmal ein und aus und lassen Sie locker – und spüren den Unterschied zwischen Anspannung und Entspannung.

Versuchen Sie nun noch einmal den Oberkörper anzuspannen – die Hände, die Arme und Schultern sind angespannt – spannen Sie dieses Mal die Rückenmuskulatur statt des Bauches – lassen Sie die Anspannung allmählich ansteigen, soweit es Ihnen möglich ist, und halten Sie die Spannung dort fest – gehen Sie dabei ruhig weiter – atmen Sie noch einmal ein und aus und lassen Sie locker – und spüren den Unterschied zwischen Anspannung und Entspannung.

Spannen Sie jetzt noch mal den ganzen Oberkörper – die Hände, die Arme und die Schultern – spannen Sie den Bauch und gleichzeitig die Rückenmuskulatur – lassen Sie die Anspannung allmählich ansteigen, soweit es Ihnen möglich ist, und halten Sie die Spannung dort fest – gehen Sie dabei ruhig weiter – atmen Sie noch einmal ein und aus und lassen Sie locker – und spüren den Unterschied zwischen Anspannung und Entspannung.

Gehen Sie ruhig und entspannt weiter – lassen Sie Ihre Arme und Schultern locker hängen oder schwingen – die ganze Anspannung fällt von Ihnen ab – Ihr Oberkörper ist ganz entspannt.

Jetzt gehen wir hinauf ins Gesicht und beißen Sie nun Ihre Zähne aufeinander und spüren die Spannung, halten Sie fest und einatmen und aus und locker lassen, ganz loslassen und spüren den Unterschied – Ihre

Lippen können dabei geöffnet bleiben – Sie brauchen keine Kraft, um Ihren Unterkiefer festzuhalten – und spüren Sie das Gefühl der Entspannung – und drücken Sie Ihre Zunge nach oben gegen den Gaumen – und spüren Sie die Spannung in Hals und Zunge, atmen Sie noch mal ein und aus und locker lassen und spüren die Entspannung, beobachten die Entspannung – gehen Sie dabei locker weiter – beobachten Sie den unterschiedlichen Eindruck – Ihre Kiefermuskulatur ist ganz locker und entspannt, ebenso der Mund, die Zunge und der Hals – die Entspannung breitet sich aus – der Atem strömt ganz von selbst ein und aus, ein und aus, mit jedem Ausatmen können Sie noch etwas loslassen und Sie wollen keine Spannung mehr in sich halten, können ganz locker werden und spüren den rhythmischen Wechsel von Anspannung und Entspannung in der Brust beim Ein- und Ausatmen.

Gehen Sie ruhig und entspannt weiter – lassen Sie die Arme locker hängen oder schwingen – schlendern Sie im Rhythmus Ihrer Arme – wenn Sie einatmen, stehen Sie auf dem einen Bein – beim Ausatmen wechseln Sie auf das andere – spannen Sie nun das Bein, auf dem Sie stehen an – den Unterschenkel, den Oberschenkel und bis hinauf in die entsprechende Gesäßhälfte – lassen Sie die Anspannung allmählich ansteigen, soweit es Ihnen möglich ist, und halten Sie die Spannung dort fest – Ihr Oberkörper ist dabei ganz locker – die Arme hängen locker herab oder schwingen leicht – beim Ausatmen lassen Sie das Bein locker und treten auf das andere, welches Sie nun anspannen – den Fuß, den Unter- und Oberschenkel – und spüren Sie den Unterschied zwischen Anspannung und Entspannung in den Beinen – Gehen Sie langsam weiter und spannen dabei jeweils das Standbein an während Sie das andere entspannt und locker lassen – spüren Sie den Unterschied in den Beinen – Ihr Oberkörper bleibt ganz entspannt und locker.

Gehen Sie locker und entspannt weiter – gehen Sie langsamer und bleiben Sie dann stehen – finden Sie eine für Sie angenehme und entspannte Position – und versuchen Sie dann Ihren ganzen Körper anzuspannen – Drücken Sie Ihre Füße gegen den Boden – spannen Sie die Unterschenkel an, dann weiter hinauf auch die Oberschenkel, das Gesäß und das Becken – spannen Sie auch den Oberkörper – den Bauch und die Rückenmuskulatur, die Arme und Schultern – lassen Sie die Anspannung langsam wachsen und halten sie fest, atmen Sie ein und aus und lassen dann locker – spannen Sie dann noch einmal Ihren ganzen Körper – die Beine und das Gesäß und auch den ganzen Oberkörper – lassen Sie die Anspannung langsam ansteigen, halten Sie fest – atmen ein und aus und lassen wieder locker – spüren Sie, wie die ganze Anspannung von Ihnen herabgleitet – Sie sind ganz locker und entspannt.

Beginnen Sie nun wieder langsam zu gehen – lassen Sie die Arme und Schultern locker – schlendern Sie jetzt wieder, indem Sie das Standbein

> anspannen währenddessen das andere entspannt bleibt – wechseln Sie auf das andere Bein und spannen es an – der Oberkörper bleibt ganz locker – gehen Sie noch ein wenig so weiter – wechseln mit jedem Schritt die Anspannung – lassen dabei Arme und Schultern locker hängen oder schwingen

Im zweiten Teil der Gruppenstunde wird eine weitere Schmerzbewältigungstechnik vorgestellt. Dabei handelt es sich um eine Strategie der Schmerzlinderung, die besonders bei nächtlichen Schmerzen angewendet werden kann, nämlich die Veränderung interner Wahrnehmungsprozesse. Die praktische Durchführung besteht in einer Übung zur Beeinflussbarkeit der Schmerzen durch Konzentrationssteuerung, der sogenannten „Phantasiereise". Für solche Phantasiereisen gibt es zahlreiche Beispiele und Themen. Eingeleitet von einer Entspannungsinstruktion wird der Patient daraufhin orientiert, seine Aufmerksamkeit auf innere Bilder oder Szenen zu lenken (vgl. z. B. Kröner-Herwig, 2000 Jungnitsch, 2003).

3. Gruppenstunde: Ab der dritten Sitzung wird der Schwerpunkt des Trainingsprogrammes von der Schmerzbewältigung auf die Krankheitsmodifikation und Krankheitsbewältigung verlagert. So soll in dieser Stunde die Ausübung einer konsequenteren Krankengymnastik gefördert werden, um eine positive Beeinflussung des Krankheitsverlaufs zu ermöglichen.

Selbstmanagementstruktur als zentraler Gruppenbestandteil

Dazu werden im Gruppengespräch verschiedene Faktoren herausgearbeitet, die die Durchführung krankengymnastischer Übungen verhindern oder zumindestens ein unregelmäßiges Üben bedingen, sowie solche, die eine Überforderung durch die Krankengymnastik bewirken. Als bedingende Faktoren sind beispielsweise Kognitionen, Emotionen und Verhaltensmerkmale der Betroffenen, aber auch spezielle Kontextmerkmale der sozialen und physikalischen Umwelt denkbar.

Um eine angemessene Ausübung der Bewegungstherapie zu fördern, wird daher im Gruppengespräch eine jeweils individuelle Verhaltensanalyse erstellt, um die inter- und intraindividuell unterschiedlichen Bedingungen des obengenannten Problemfeldes herauszuarbeiten:

> **Beachte:** Als Analyseschema dient dabei das SORKC-Modell (Kanfer, Reinecker & Schmelzer, 1996) in dem als Reaktion einmal das „Durchführen der krankengymnastischen Übungen" und einmal „Unterlassen der krankengymnastischen Übungen" im Hinblick auf die Auslösebedingungen der unterschiedlichen Ebenen sowie auf kurz- und langfristige Konsequenzen der jeweiligen Reaktion von jedem Teilnehmer analysiert wird. Diese Modelle werden von jedem Einzelnen in der Gruppe vorgestellt und dienen als Grundlage zu Selbstmodifikationsvorschlägen für den einzelnen Teilnehmer.

Dem Herausarbeiten der Bedingungen folgt im zweiten Schritt das Sammeln aller denkbaren Möglichkeiten zur Verhaltensänderung, deren Bewertung bezüglich ihrer Umsetzbarkeit und schließlich deren konkrete Planung und Verpflichtung zur Realisierung.

Innerhalb der verbleibenden Zeit können analog zu dem genannten Vorgehen noch andere Problembereiche des Gesundheitsverhaltens bearbeitet werden, z. B. Rauchen, Übergewicht und unangemessener Analgetikakonsum. Die jeweiligen Themen wählen die Gruppenmitglieder aus.

4. Gruppenstunde: In der vierten und fünften Sitzung steht als Thema die Verarbeitung der Krankheit im Vordergrund. In der vierten Sitzung ist die individuelle Bedeutung der Erkrankung für den Einzelnen das vorrangige Thema, in der fünften Sitzung wird die durch die Reaktionen anderer induzierte Belastung vorgestellt.

Ungünstige und günstige Reaktionen auf kognitiver, emotionaler und verhaltensmäßiger Ebene sollen den Patienten in dieser Sitzung bewusst werden. Grundlage für das Gruppengespräch ist das Modell „Vorstellungen zur Krankheitsbewältigung" (vgl. S. 58). Dieses „Annäherungs-Vermeidungs" Modell von Shontz (1975) stellt den Prozess der Krankheitsbewältigung in individuell unterschiedlichen, zusammenhängenden Phasen von Antizipation (Einleitung – Warnung), Einwirkungs-(Schock – Konfrontation) und Nachwirkungsphase (Rückzug – Anerkennung) dar.

Dieses allgemeine Modell wird auf die spezifischen Bedingungen der Bechterew-Patienten abgestimmt. Hierbei wird ihnen eine bestimmte Vorstellung, die bei der Krankheitsbewältigung helfen soll, gegeben, da man davon ausgeht, dass die Reaktion auf eine Erkrankung durch deren Verarbeitung bestimmt wird. Die Verarbeitung bezieht sich dabei auf Prozesse des Wahrnehmens, Denkens und Fühlens, die sich gegenseitig beeinflussen. Dies wird in Abbildung 11 veranschaulicht.

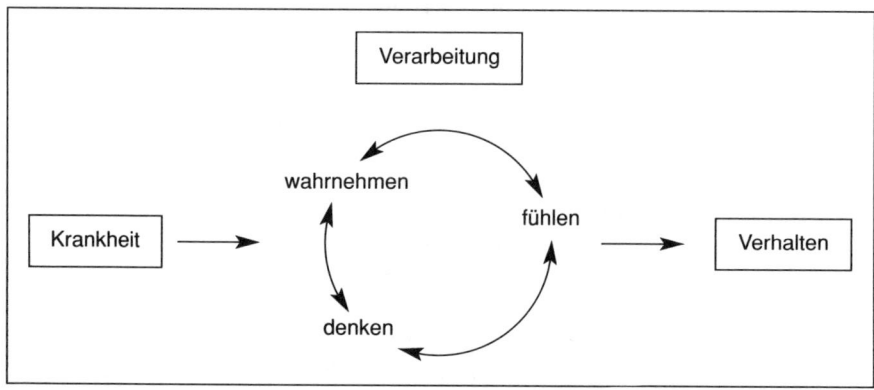

Abbildung 11:
Verarbeitungsprozesse bei chronischer Krankheit

Das Verarbeitungsmodell, das über den Bezug zu den eigenen Erfahrungen für die Menschen mit Spondylitis ankylosans konkretisiert wird, bietet diesen die Möglichkeit, ihre eigenen Verarbeitungsprozesse überprüfen und verändern zu können.

5. Gruppenstunde: Belastungen, die für die Patienten durch Reaktionen anderer auf ihre Krankheit entstehen, sind Inhalt dieser Sitzung. Grundlage zur Behandlung dieses Themas bietet vor allem der Aspekt der Kommunikation, für den sich das Kommunikationsmodell von Schulz von Thun (1981) eignet. Dieses Modell wird auf ein Modell von Behinderung bezogen, das die Reaktionen der Umwelt als einen konstituierenden Faktor von Behinderung versteht (Witte, 1988).

Das Modell von Schulz von Thun (1981) stellt die verschiedenen Aspekte (Sachinhalt, Selbstoffenbarung, Beziehung und Appell) einer Aussage und deren unterschiedliche Konsequenzen in der Interaktion zwischen Interaktionspartnern dar. Außerdem wird ein Schaubild zur nonverbalen Kommunikation verwendet, das die typischen körperlichen Veränderungen des Morbus Bechterew veranschaulicht.

Auf dieser Grundlage werden nonverbale und verbale Aspekte der Kommunikation gemeinsam mit den Patienten herausgearbeitet und diskutiert. Weiterhin werden günstige und ungünstige Verhaltensweisen, die die Patienten in Reaktion auf bestimmte Verhaltensweisen der Umwelt zeigen können, analysiert, kritisch beleuchtet und dazu alternative Verhaltensweisen im Umgang mit der sozialen Umwelt entwickelt.

6. Gruppenstunde: Mittelpunkt der abschließenden Sitzung ist die Diskussion von Möglichkeiten, psychischen Belastungen vorzubeugen oder bestehende Belastungen möglichst frühzeitig anzugehen. Hierbei werden nicht nur unmittelbar krankheitsbezogene Themen aufgegriffen.

Zur Sensibilisierung der Patienten im Hinblick auf ein rechtzeitiges Wahrnehmen von Belastungen erstellen diese eine Zeichnung, in der eingetragen wird, wo sie Belastungen körperlich wahrnehmen. Ein grundlegendes Mittel zur Belastungsreduktion stellen Kurzentspannungsübungen dar, wie etwa eine genaue Beobachtung von Körperfunktionen (vgl. Jungnitsch, 2003).

Im Abschlussgespräch werden noch einmal alle gelernten Strategien des gesamten Trainings aktualisiert und der Stellenwert der einzelnen Verfahren im Umgang mit der Krankheit deutlich gemacht.

Bei einer *ambulanten Gestaltung dieses Trainings* ließe sich gerade an den Punkten der Durchführung der Krankengymnastik sowie der Modifikation gesundheitsbezogener Verhaltensweisen systematisch die Methode der Selbstkontrolle nach den Teilschritten

Stärkere Betonung des Selbstmanagements in ambulanter Behandlung möglich

– Selbstbeobachtung
– Analyse des Verhaltens im SORKC-Schema
– Verhaltensverträge
– Veränderungsplanung (Stimuluskontrolle, Selbstverstärkung und -bestrafung, kognitive Methoden, z. B. Gedankenstop, verdecktes Lernen)
– Ergebnisüberprüfung und Bewertung

einführen. Ebenso ließe sich an Teilschritte aus Programmen zur Salutogenese denken (Viehhauser, 2000).

5 Evaluation

Die beschriebenen Verfahren wurden in einer Reihe von Untersuchungen, deren Design ausnahmslos quasi-experimentell angelegt war, evaluiert. Die einbezogenen Kontrollgruppen waren entweder solche, die andere Behandlungsformen erfuhren oder solche, die psychologisch nicht behandelt wurden oder beides. Follow-up Erhebungen nach einem Katamnesezeitraum von drei Monaten konnten nur zum Teil durchgeführt werden. (vgl. Jungnitsch, 1997; Jungnitsch, 2001; Jungnitsch & Stöveken, 1994). Die Untersuchungen wurden allesamt unter den Bedingungen klinischer Routinetätigkeit und Versorgung durchgeführt.

5.1 Ergebnisse der Evaluation des multimodalen Konzeptes zur Schmerz-und Krankheitsbewältigung bei Patienten mit chronischer Polyarthritis

Zu diesem Programm liegen für Patienten mit chronischer Polyarthritis die Ergebnisse aus zwei Studien vor.

Verbesserung in Schmerzparametern

Es findet sich durchgängig eine Reduktion der Schmerzempfindung sowie eine Verbesserung der Schmerzbewältigungskompetenz und der stimmungsbezogenen Variablen. So zeigte sich in einer der Studien, die insgesamt 46 Personen umfasste und das sogenannte multimodale Programm mit dem Visualisierungstraining, einer Gruppe zur progressiven Muskelentspannung sowie einer psychologisch unbehandelten Kontrollgruppe verglich, das multimodale Training tendenziell in der Reduktion der Schmerzempfindung am effektivsten. Signifikante Verbesserungen ergaben sich, ebenso wie bei der Visualisierungsgruppe, in den Schmerzbewältigungskompetenzen „Ruhe/Entspannung" und „Ablenkung/Imagination" gegenüber Entspannungs- und Kontrollgruppe. Für aktive Patienten, also für solche, die sowohl an einer Trainingsgruppe teilnahmen als auch tatsächlich Bewältigungsfertigkeiten erlangten, konnte gezeigt werden, dass sie sowohl von einer multimodalen als auch der Visualisierungsgruppe profitieren konnten. Die multimodale Gruppe zeigt sich insofern als überlegen, als sie auch in der Lage scheint, deutlicher zu einer Förderung einer positiven, optimistischen Haltung beizutragen sowie psychische Beeinträchtigungen aus den Bereichen Hilflosigkeit, Hoffnungslosigkeit, Depression und Angst abzubauen.

Ein, wenn auch ausdrücklich nach den Prinzipien kognitiv-behavioralen Vorgehens zur Schmerzbewältigung aufgebautes Programm, das als ausschließliche Technik ein Entspannungsverfahren beinhaltet, erbringt dagegen nur sehr geringen Nutzen, der kaum über den hinausgeht, der sich aus der klinischen Routinebehandlung ohne das Einbeziehen eines psychologischen Trainingsangebotes ergibt. Entspannung scheint in Bezug auf die Schmerzreduzierung demnach eher als Element komplexerer Programme wirksam zu sein.

5.2 Ergebnisse der Evaluation des Visualisierungstrainings bei Patienten mit chronischer Polyarthritis

Zu dem vorstehend beschriebenen Konzept des Visualisierungstrainings liegen inzwischen eine Reihe von Untersuchungen vor (vgl. Jungnitsch, 2001). Eine Zusammenfassung der Ergebnisse erbringt insgesamt folgendes Bild:

- *Schmerz- und Schmerzbewältigung*

Die Schmerzstärke nimmt bei Patienten in vier von sechs Studien ab, bei den beiden übrigen findet sich dagegen keine Veränderung. Betrachtet man den Bereich der emotionalen Belastung durch chronische Schmerzen, so findet sich für die relevanten Bereiche Angst, Hilflosigkeit/Depression sowie Ärger durchgängig eine Verringerung der Belastung. Diese ist in der Regel größer als bei den Vergleichsgruppen. In der Schmerzbewältigung ergibt sich ein eindeutiges Bild für die „Handlungsplanung": Sie ist in allen Studien gegenüber allen einbezogenen Vergleichsgruppen signifikant angestiegen. Die Bereiche „Ruhe/Entspannung", „Kognitive Umstrukturierung", „Kompetenzerleben", „Mentale Ablenkung" und „Gegensteuernde Aktivitäten" sind ebenfalls durchgängig verbessert.

- *Krankheitsbewältigung*

Hier zeigen sich in den verwendeten Skalen entweder keine oder nur tendenziell positive Veränderungen, wie sie ebenso in den Vergleichsgruppen zu finden sind.

- *Kontrollüberzeugungen zu Krankheit und Gesundheit*

In diesem mit Hilfe der von Lohaus und Schmitt (1989) entwickelten Skalen erfassten Bereich ist das Muster der Ergebnisse einheitlich, wobei in keiner Einzelstudie die Ergebnisse signifikant wurden. Durchgängig zeigt sich eine Zunahme der Internalen sowie der Externalen (powerful others) Kontrollüberzeugungen, gepaart mit einer Abnahme der Kontrollüberzeugung „External chance".

- *Psychische Befindlichkeit*

Die hierzu herangezogenen Variablen „Optimismus", „Hoffnungslosigkeit" sowie die globale Befindlichkeit verändern sich durchgehend in die erwünschte Richtung.

- *Medizinische Befunde*

In diesem Bereich konnte nur die Blutsenkungsgeschwindigkeit als medizinisch relevanter Entzündungsparameter in allen Studien gleichermaßen

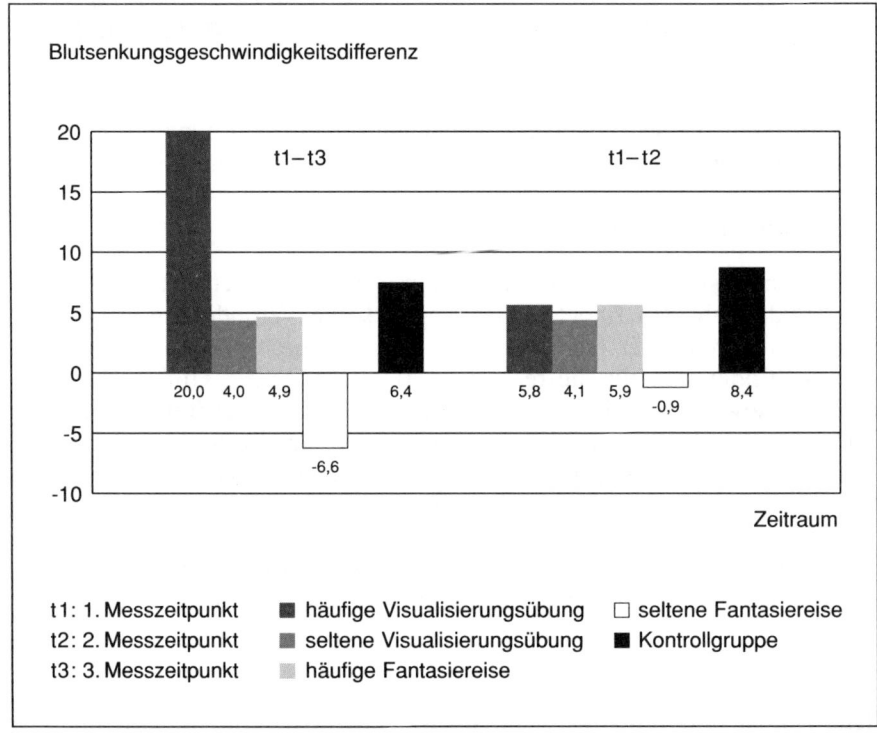

Abbildung 12:
Blutsenkungsgeschwindigkeit in Abhängigkeit von der Übungshäufigkeit (nach Kopp, 1998)

erhoben werden. Tendenziell reduziert sich diese in den Visualisierungsgruppen deutlicher als in den Vergleichsgruppen. Ein eindeutiges Ergebnis kann Kopp (1998) berichten. Hier sinkt der BSG-Wert bis hin zur follow-up Messung nach drei Monaten bei den Patienten, die das Visualisierungstraining regelmäßig durchführten, gegenüber ihren Vergleichsgruppen signifikant ab.

Dies konnte in der Studie von Lerch (1998) repliziert werden. Hier ergab sich in der BSG über den gesamten Messzeitraum hinweg eine gegenüber der Kontrollgruppe signifikante Abnahme dieses Parameters. Im Gruppenmittel sank er sogar bis in den Normbereich ab.

Veränderungen in Entzündungsparameter replizierbar

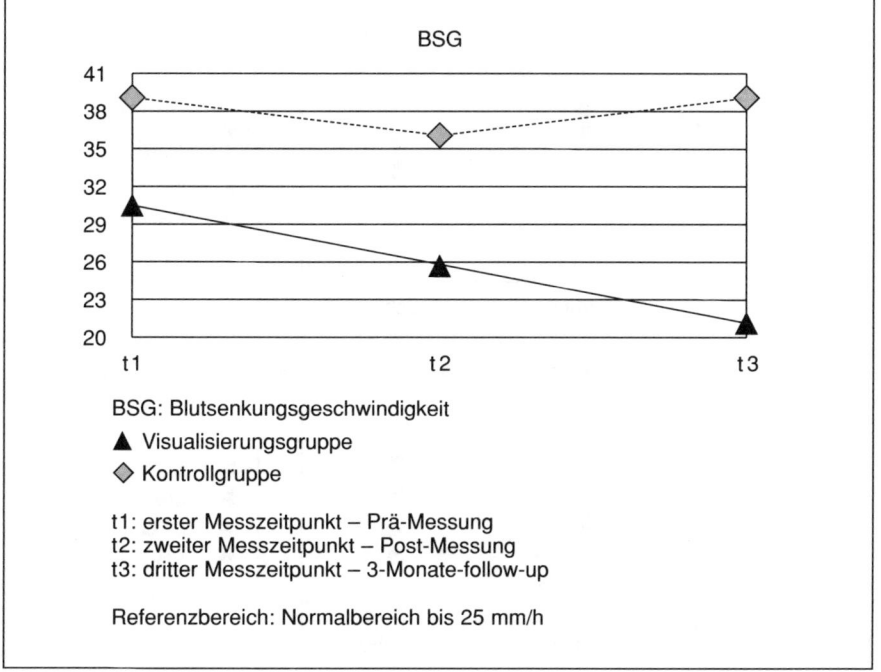

Abbildung 13:
Verlauf der Blutsenkungsgeschwindigkeit bei Visualisierungs- und Kontrollgruppe

5.3 Ergebnisse der Evaluation des Konzeptes zur Schmerz- und Krankheitsbewältigung bei Patienten mit Spondylitis ankylosans

Dieses Konzept wurde bislang nur anhand einer Untersuchung überprüft, in der drei Gruppen mit unterschiedlichen Trainingskonzepten untereinander und gegenüber einer Kontrollgruppe verglichen wurden. Insgesamt nahmen

58 Personen teil. Als Gesamtergebnis zeigt sich hier, dass sich gegenüber der Kontrollgruppe (KG) die größte Anzahl signifikanter Unterschiede in der Schmerzbewältigung in der Gruppe ergab, die ein Training analog des multimodalen Programmes (MMG) für Patienten mit chronischer Polyarthritis erhalten hatte. In Maßen der Krankheitsbewältigung erzielte hingegen die oben geschilderte Gruppe, die speziell für die Bechterew-Patienten konzipiert worden war (SPG), die besseren Ergebnisse. Die Gruppen, bei denen eine psychologische Intervention gleich welchen Ansatzes stattfand (PRG), profitierten gleichermaßen in der Häufigkeit sowie in der Menge, mit der sie Analgetika verwendeten (Abbildung 14).

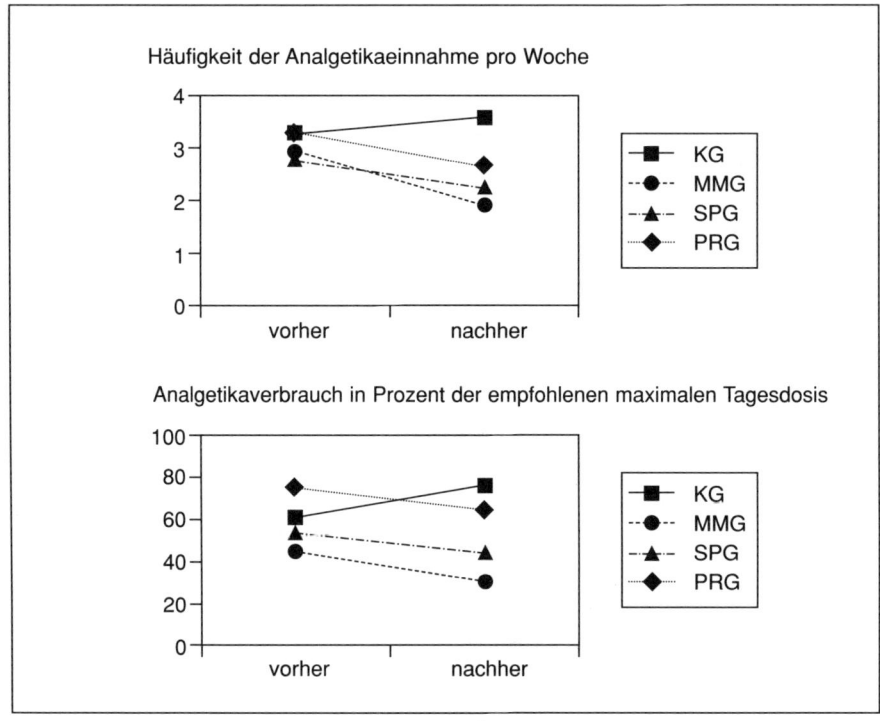

Abbildung 14:
Veränderung des Analgetikakonsums in Häufigkeit und Menge in Abhängigkeit von der Teilnahme an einer psychologischen Trainingsgruppe

Betrachtet man insgesamt die hier dargestellte Verfahren der Schmerz- und Krankheitsbewältigung, deren Zielebene als verbesserte psychosoziale Gesundheit bei bleibender körperlicher Krankheit zu bezeichnen ist, konnten im Wesentlichen bekannte Effekte im Bereich der Schmerzbewältigung bestätigt werden. Spezifische Effekte einer Verbesserung der Krankheitsbewältigung ließen sich bislang jedoch nicht eindeutig belegen. Für das Visualisierungstraining kann bezogen auf die chronische Polyarthritis abgeleitet werden, dass es sich dabei um einen Ansatz handelt, der eine erfolgversprechende Möglichkeit bietet, sowohl die Krankheit selbst als auch den mit ihr verbundenen Schmerz an ihrer Ausweitung zu hindern.

6 Probleme und offene Fragen

Psychologische Maßnahmen für Menschen mit rheumatischen Erkrankungen für verschiedene, gleichgewichtige Zielbereiche sind zahlreich vorhanden. Probleme und offene Fragen ergeben sich unter zwei Gesichtspunkten:
– Gesichtspunkte der Versorgungsrealität
– Gesichtspunkte des Behandlungsansatzes

Beide sollen kurz thematisiert werden. Unter dem Gesichtspunkt der Versorgungsrealität ist zu nennen, das gerade der Ansatz, der die breiteste Indikation hat, nämlich die Trainingsverfahren, aus Kostengründen ausschließlich im stationären Rahmen erfolgen kann. Ambulant sind diese nicht abzurechnen, da ihnen keine behandlungsbedürftige psychische Störung zu Grunde liegt.

Akzeptanz psychologischer Intervention als Regelbehandlung weiter zu fördern

Hierin ist ein Manko der Rezeption des verhaltensmedizinischen Ansatzes in der gesundheitspolitischen Diskussion, aber auch im Bewusstsein betroffener Menschen und anderer Behandlergruppen erkennbar. Viel zu oft wird „psychologisches Behandlungsangebot" mit „Notwendigkeit von Psychotherapie aufgrund psychischer Störung" gleichgesetzt. Diese beiden wichtigen Zugangsweisen sind in ihrer Unterschiedlichkeit und verschiedenen Voraussetzungen sowie zum Teil auch verschiedenen Zielsetzungen zukünftig offensiv darzustellen und zu vertreten. Nur so lässt sich eine Behandlung aller Menschen, die von einer Erkrankung des rheumatischen Formenkreises betroffen sind, unter einer gemeinsamen Zielvorstellung und zusammen mit anderen Behandlungen innerhalb eines gemeinsamen, für den Patienten nachvollziehbaren und auf seine Eigenbeteiligung hinwirkenden interdisziplinären Konzeptes realisieren.

Innerhalb der Behandlungsansätze selbst sind ebenfalls noch viele Fragen offen. Betrachtet man das hier dargestellte Verfahren der Schmerz- und Krankheitsbewältigung, dessen vorrangige Zielebene eigentlich als verbesserte psychosoziale Gesundheit bei bleibender körperlicher Krankheit zu bezeichnen ist, konnten bekannte Effekte im Bereich der Schmerzbewältigung bestätigt werden. Spezifische Effekte für die Verbesserung der Krankheitsbewältigung ließen sich bislang jedoch nicht eindeutig belegen. Hier lassen sich einerseits Fragen formulieren, die die Mittel der Evaluation betreffen, z. B. ob die bislang verwendeten Messinstrumente bei diesen Patienten eine Verbesserung in der Krankheitsbewältigung differenziert abbilden können. Gleichzeitig lassen sich aber bereits jetzt Überlegungen zu einer inhaltlichen Modifikation und möglichen Verbesserung des Programmes formulieren:

Grundsätzlich ist zu bedenken, ob speziell für diesen Zielbereich nicht eine Programmkonstruktion zu bevorzugen wäre, die mit verschiedenen Techniken der kognitiven Umstrukturierung den Prozess der Bewältigung gezielter fördert, als das in dem oben beschriebenen Programm möglich ist. Vorrangiges Ziel weiterer Arbeit scheint mir daher zu sein, vor dem Hintergrund einer sorgfältigen Analyse von Bewältigungsprozessen im Rahmen kognitiv-behavioraler Konzeptionen andere als die bisherigen Vorgehensweisen zu entwickeln und zu erproben. So könnte beispielsweise dem Einsatz von Metaphern und Bildern für den Bewältigungsprozess mehr Gewicht gegeben sowie konkreten kognitiven Techniken zur Veränderung von Bewertungsvorgängen und der Förderung der Wahrnehmung und Akzeptanz eines veränderten Körperbildes ein wesentlich größerer Raum gegeben werden. Damit sollte „Bewältigung" bezüglich verschiedenster Aspekte begünstigt werden.

Visualisierung noch weiter ausbaubar

Auch das Visualisierungstraining, obwohl bereits gut untersucht, befindet sich für diese Patienten noch in der Entwicklung. In diesem Verfahren ist das vorrangige Ziel, die Eigenkompetenz des Patienten zu erhöhen, seine Krankheit mit psychologischen Mitteln in ihrem Verlauf zu beeinflussen. Die offenen Fragen reichen vom passenden Zeitpunkt des Einsatzes des Verfahrens im Krankheitsverlauf, spezifischen psychologischen Vorbedingungen auf Seiten der betroffenen Person wie z. B. ihrer Imaginationsfähigkeit bis hin zu den tatsächlich veränderbaren und auch im Sinne einer Krankheitsmodifikation relevanten Variablen.

So könnte man sich beispielsweise fragen, ob nicht gerade neu erkrankte gegenüber schon lang erkrankten Personen in größerem Ausmaß oder vielleicht auch ausschließlich von einem Visualisierungstraining profitieren. Ebenso stellt sich die Frage nach systematischen Unterschieden bezüglich verschiedener Kombinationen mit medikamentöser Behandlungen und einem Visualisierungstraining.

Für die generelle Einschätzung der Effektivität des Vorgehens ist außerdem noch zu beachten, zu welchem Zeitpunkt die Effektivitätsprüfung stattfindet. Hier scheint eine Gegenüberstellung kurzfristiger Effekte, die wohl eher unwahrscheinlich sind, gegenüber wahrscheinlichen längerfristigen Effekten sinnvoll. Unabhängig von der Frage nach Erklärungsmodellen für eine mögliche Wirksamkeit dieses Verfahrens steht ein immenses Programm für praxisorientierte Verbesserungen und Modifikationen offen.

Insgesamt scheint in der psychologischen Behandlung von Menschen mit rheumatischen Erkrankungen noch ein großes Entwicklungspotenzial bezüglich verbesserter Interventionen zu liegen. Es ist nur zu hoffen, das für das Interesse an solchen Entwicklungen nicht das gleiche gilt, wie es Patienten meist im Hinblick auf die Entwicklung medizinischer Behandlungsmethoden formulieren: „Anscheinend sind wir nicht interessant und publikumswirksam genug, als dass sich um die Fortentwicklung von Therapiemöglichkeiten wirklich jemand groß kümmern würde!"

7 Weiterführende Literatur

Basler, H. D., Rehfisch, H. P. & Mattussek, S. (1992). Psychologische Interventionen bei entzündlichen Gelenkerkrankungen. In: H. D. Basler, H. P. Rehfisch & A. Zink (Hrsg.), *Psychologie in der Rheumatologie* (S. 157–172). Berlin: Springer.

Jungnitsch, G. (2003). *Schmerz- und Krankheitsbewältigung bei rheumatischen Erkrankungen. Ein Trainingsprogramm.* Göttingen: Hogrefe.

Jungnitsch, G. (2001). Imagination als psychologische Intervention in der Behandlung bei Menschen mit entzündlich-rheumatischen Erkrankungen. In: M. Zielke; H. v. Keyserlingk & W. Hackhausen (Hrsg.). *Angewandte Verhaltensmedizin in der Rehabilitation.* (S. 595–610). Lengerich: Pabst.

Schedlowski, M. & Tewes, U. (Hrsg.) (1996). *Psychoneuroimmunologie.* Heidelberg: Spektrum Akademischer Verlag.

8 Literatur

Ader, R., Felten, D. L. & Cohen, N. (Eds.) (1991). *Psychoneuroimmunology.* (2nd ed.). San Diego: Academic Press.

Albrecht, H. J. (1974). *Rheumatologie in der Praxis.* Basel: Karger.

Alexander, F. (1977). *Psychosomatische Medizin.* Berlin: de Gruyter.

Berlit, P. (1989). Lupus erythematodes und Nervensystem. *Deutsches Ärzteblatt, 86,* 2192–2196.

Budde, H. (1994). *Die Wiesbadener Rückenschule.* Frankfurt a. Main: Lang.

Ellis, A. & Grieger, R. (Hrsg.) (1979). *Praxis der rational-emotiven Therapie.* München: Urban & Schwarzenberg.

Fehr, K. (1989). Ätiologie und Pathogenese der chronischen Polyarthritis. In: K. Fehr, W. Miehle, M. Schattenkirchner & K. Tillmann, (Hrsg.). *Rheumatologie in Praxis und Klinik.* (S. 7.1–7.69). Stuttgart: Thieme.

Fehr, K. & Böni, A. (1989). Therapie der chronischen Polyarthritis. In: K. Fehr, W. Miehle, M. Schattenkirchner & K. Tillmann, (Hrsg.). *Rheumatologie in Praxis und Klinik.* (S. 7.124–7.170). Stuttgart: Thieme.

Flor, H. & Hermann, C. (1992). Psychophysiologische Verfahren (Biofeedbackverfahren) in der Behandlung chronischer Schmerzsyndrome. In: E. Geissner & G. Jungnitsch (Hrsg.). *Psychologie des Schmerzes. Diagnose und Therapie.* (S. 349–368). Weinheim: Psychologie Verlags Union.

Geissner, E. (2001). *Fragebogen zur Erfassung der Schmerzverarbeitung.* Göttingen: Hogrefe.

Geissner, E. (1996). *Die Schmerzempfindungs-Skala.* Göttingen: Hogrefe.

Giordano, M. (1989). Progressive systemische Sklerose. In: K. Fehr, W. Miehle, M. Schattenkirchner & K. Tillmann, (Hrsg.). *Rheumatologie in Praxis und Klinik.* (S. 11.31–11.40). Stuttgart: Thieme.

Gräfenstein, K. (1997). *Klinische Rheumatologie: Diagnostik – Klinik – Behandlung.* Landsberg: ecomed.

Härter, M. (1992). Überblick zur Epidemologie, Behandlung und Prävention rheumatischer Erkrankungen. *Psychomed, 4,* 148–157.

Hagen, P., Zielke, M., Zander, G. & Dehmlow, A. (1997). Die Bedeutung von Erkrankungen des Stütz- und Bewegungsapparates in der medizinischen Rehabilitation in Deutschland. *Praxis Klinische Verhaltensmedizin und Rehabilitation, 39,* 4–11.

Hautzinger, M. (1998). *Depression.* Göttingen: Hogrefe.

Hautzinger, M. & Bailer, M. (1993). *Allgemeine Depressionsskala (ADS).* Weinheim: Beltz.

Herold, G. (1994). *Innere Medizin.* Köln: Selbstverlag.

Herzer, P. (1989). Lyme-Borreliose. In: K. Fehr, W. Miehle, M. Schattenkirchner & K. Tillmann (Hrsg.). *Rheumatologie in Praxis und Klinik.* (S. 7.283–7.219). Stuttgart: Thieme.

Hettenkofer, H.-J. (1984). *Rheumatologie: Diagnostik, Klinik, Therapie.* Stuttgart: Thieme.

Hiller, W., Zaudig, M. & Mombour, W. (1995). *IDCL. Internationale Diagnosen Checklisten für ICD-10.* Bern: Huber.

Hoefert, H.-W. (1995). Einleitung: Der biologische und der zivilisatorische „Körper" – Knochen, Muskeln und Psyche. In: H.-W. Hoefert, H. J. Kagelmann & H. P. Rosemeier (Hrsg.). *Rheuma und Rückenschmerz.* (S. 9–14). München: Quintessenz.

Hohmeister, R. (1989). Epidemiologie. In: K. Fehr, W. Miehle, M. Schattenkirchner & K. Tillmann (Hrsg.). *Rheumatologie in Praxis und Klinik.* (S. 4.1–4.9). Stuttgart: Thieme.

Jäckel, W., Cziske, R., Schochat, T. & Jacobi, E. (1985). Messung der körperlichen Beeinträchtigung und der psychosozialen Konsequenzen (patient outcome) bei rheumatoider Arthritis. *Aktuelle Rheumatologie, 10,* 43–52.

Jungnitsch, G. (1992). *Schmerz- und Krankheitsbewältigung bei rheumatischen Erkrankungen. Psychologische Hilfen im Einzel- und Gruppentraining.* München: Quintessenz.

Jungnitsch, G. (1997). Schulungs- und Trainingsprogramme für Patienten mit chronischer Polyarthritis. In: F. Petermann (Hrsg.). *Patientenschulung und Patientenberatung.* (S. 347–374). Göttingen: Hogrefe.

Jungnitsch, G. (2001). Imagination als psychologische Intervention in der Behandlung bei Menschen mit entzündlich-rheumatischen Erkrankungen. In: M. Zielke, H. v. Keyserlingk & W. Hackhausen (Hrsg.). *Angewandte Verhaltensmedizin in der Rehabilitation.* (S. 595–610). Lengerich: Pabst.

Jungnitsch, G. & Stöveken, D. (1994). Entwicklung und empirische Überprüfung eines psychologischen Schmerz- und Krankheitsbewältigungstrainings für Patienten mit Morbus Bechterew. In: R. Wahl & M. Hautzinger (Hrsg.). *Psychotherapeutische Medizin bei chronischen Schmerzen*. (S. 145–162). Köln: DeutscherÄrzteVerlag.

Kalden, J. R. & Manger, B. (1989). Systemischer Lupus erythematodes. In: K. Fehr, W. Miehle, M. Schattenkirchner & K. Tillmann, (Hrsg.). *Rheumatologie in Praxis und Klinik*. (S. 11.1–11.31). Stuttgart: Thieme.

Kanfer, F., Reinecker, H. & Schmelzer, D. (1996). *Selbstmanagement-Therapie*. Berlin: Springer, 2. Auflage.

Keel, P. (1992). Psychologische Interventionen bei Fibromyalgie. In: H.-D. Basler, H. P. Rehfisch & A. Zink (Hrsg.). *Psychologie in der Rheumatologie. Jahrbuch der medizinischen Psychologie 8*. (S. 186–199). Berlin: Springer.

Klauer, T., Filip, S.-H. & Ferring, D. (1989). Der „Fragebogen zur Erfassung von Formen der Krankheitsbewältigung" (FEKB). Skalenkonstruktion und erste Befunde zur Reliabilität, Validität und Stabilität. *Diagnostica, 35, (4)*, 316–335.

Köhler, H. (1982). *Psychologische Schmerzbewältigung bei chronischer Polyarthritis – Eine empirische Untersuchung*. Unveröffentlichte Dissertation, Tübingen.

Köhler, T. (1992). Psychologische Modelle zur Genese der rheumatoiden Arthritis. In: H.-D. Basler, H. P. Rehfisch & A. Zink (Hrsg.). *Psychologie in der Rheumatologie. Jahrbuch der medizinischen Psychologie 8*. (S. 83–95). Berlin: Springer.

Köhler, T., Jauch, C., Höder, J. & Koopmann, P. (1991). FPI-Werte von Patienten mit chronischer Polyarthritis im Vergleich zu Personen mit arthritischen Beschwerden – Kein Hinweis auf eine typische Polyarthritispersönlichkeit. *Zeitschrift für Rheumatologie, 50*, 29–31.

Klosterhalfen, W. (1987). *Experimenteller Streß und Adjuvans-Arthritis. Ein Beitrag zur Psychoimmunologie*. Frankfurt: Athenäum.

Kopp, E. (1998). *Visualisierungsverfahren in der Behandlung von Patienten mit chronischer Polyarthritis: Psychologische und somatische Effekte*. Regensburg: Roderer.

Krampen, G. (1979). Hoffnungslosigkeit bei stationären Patienten – Ihre Messung durch einen Kurzfragebogen (H-Skala). *Medizinische Psychologie, 5*, 39–43.

Kröner-Herwig, B. (2000). *Rückenschmerz. Fortschritte der Psychotherapie Bd. 10*. Göttingen: Hogrefe.

Lamparter-Lang, R. (1992). Ambulante Behandlung von Patienten mit chronischen Gelenk- und Rückenschmerzen. In: E. Geissner & G. Jungnitsch (Hrsg.). *Psychologie des Schmerzes. Diagnose und Therapie*. (S. 295–310). Weinheim: Psychologie Verlags Union.

Lerch, S. (1998). *Visualisierung als therapeutische Intervention bei chronischer Polyarthritis*. Unveröffentlichte Diplomarbeit: Universität Regensburg.

Lohaus, A. & Schmitt, G. M. (1989). *Fragebogen zur Erhebung von Kontrollüberzeugungen zu Krankheit und Gesundheit (KKG)*. Göttingen: Hogrefe.

Lutz, R. (1996). Euthyme Therapie. In: J. Margraf (Hrsg.). *Lehrbuch der Verhaltenstherapie, Band 1*. (S. 335–352). Berlin: Springer.

Meichenbaum, D. (1991). *Intervention bei Stress*. Bern: Huber.

Melzack, R. & Wall, P. D. (1982). Schmerzmechanismen: Eine neue Theorie. In: W. Keeser, E. Pöppel & P. Mitterhusen (Hrsg.). *Schmerz*. (S. 8–29), München: Urban & Schwarzenberg.

Meusling, U. (1994). *Psychosoziale Belastungen und psychologische Interventionsmöglichkeiten beim systemischen Lupus erythematodes*. Berlin: Köster.

Miehle, W. (1989). Arthritis Psoriatica. In: K. Fehr, W. Miehle, M. Schattenkirchner & K. Tillmann (Hrsg.). *Rheumatologie in Praxis und Klinik.* (S. 7.197–7.212). Stuttgart: Thieme.

Müller, W. & Schilling, F. (1982). *Differentialdiagnose rheumatischer Erkrankungen.* Basel: Aesopus.

Muthny, F. A. (1989) *Freiburger Fragebogen zur Krankheitsverarbeitung. Test und Manual.* Weinheim: Beltz.

Raspe, H.-H. (1989). Die chronische Polyarthritis aus psychosomatischer Sicht unter besonderer Berücksichtigung epidemiologischer und soziologischer Zusammenhänge. In: R. Klußmann & M. Schattenkirchner (Hrsg.). *Der Schmerz- und Rheumakranke.* (S. 36–47). Berlin: Springer.

Raspe, H.-H. (1990). Erkrankungen des Bewegungsapparates; Chronische Polyarthritis. In: Th. von Uexküll (Hrsg.). *Psychosomatische Medizin.* (S. 815–828). München: Urban & Schwarzenberg, 4. Auflage.

Raspe, H.-H. & Kohlmann, T. (1993). Rückenschmerzen – eine Epidemie unserer Tage? *Deutsches Ärzteblatt, 90,* 1963–1967.

Raspe, H.-H., Rehfisch, H. P. & Genth-Stolzenburg, S. (1999). Entzündlich-rheumatische Erkrankungen. In: H. D. Basler, C. Franz, B. Kröner-Herwig, H. P. Rehfisch & H. Seemann (Hrsg.). *Psychologische Schmerztherapie.* (S. 445–469) Berlin: Springer, 4. Auflage.

Rief, W. & Hiller, W. (1998). *Somatisierungsstörung und Hypochondrie. Fortschritte der Psychotherapie Bd. 1.* Göttingen: Hogrefe.

Scheier, M. F. & Carver, C. S. (1985). Optimism, coping and health: Assessment and implication of outcome expectations. *Health Psychology, 4 (3),* 219–247.

Schulz v. Thun, F. (1981). *Miteinander reden: Störungen und Klärungen. Psychologie der zwischenmenschlichen Kommunikation.* Hamburg: Rowohlt.

Schulz, K.-H. & Schulz, H. (1996). Effekte psychologischer Interventionen auf Immunfunktionen. In: M. Schedlowski & U. Tewes (Hrsg.). *Psychoneuroimmunologie.* (S. 477–500). Heidelberg: Spektrum Akademischer Verlag.

Shontz, F. C. (1975). *The psychological aspects of physical illness and disability.* New York: McMillan.

Simonton, O. C., Matthews-Simonton, S. & Creighton, J. (1982). *Wieder gesund werden.* Reinbek: Rowohlt.

Stöveken, D. (1990). *Entwicklung und empirische Überprüfung eines psychologischen Schmerz- und Krankheitsbewältigungstrainings für Patienten mit Spondylitis ankylosans. Eine Effektivitäts- und Vergleichsstudie.* Universität Trier: Unveröffentlichte Diplomarbeit.

Viehhauser, R. (1994). *Immunspezifische Imaginationsverfahren für Patienten mit einer entzündlich-rheumatischen Erkrankung.* Regensburg: Unveröffentlichte Diplomarbeit.

Viehhauser, R. (2000). *Förderung salutogener Ressourcen.* Regensburg: Roderer.

Weintraub, A. (1983). *Psychorheumatologie.* Basel: Karger.

WHO (1947). *Cronical of the WHO. Preambel to the WHO Constitution.* New York: WHO.

WHO (1980). *International Classification of Impairments, Disabilities and Handicaps.* Genf: WHO.

Wilson, S. C. & Barber, T. X. (1978). The Creative Imagination Scale as a measure of hypnotic responsiveness: applications to experimental and clinical hypnosis. *American Journal of Clinical Hypnosis, 20,* 235–249.

Witte, W. (1988). *Einführung in die Rehabilitationspsychologie.* (Bearb. u. hrsg. v. R. Brackhane). Bern: Huber.

Zeidler, H. (Hrsg.). (1989). *Rheumatologie.* Bd.1 und 2. München: Urban & Schwarzenberg.

Zerssen, D. v. Koeller, D. N. (1976). *Die Befindlichkeitsskala.* Weinheim: Beltz.

9 Literatur für Betroffene

Höder, J. & Bandick, J. (1991). *Rheuma und Gicht.* Niedernhausen: Falken
Horn, U. (1991). (Hrsg.). *Lernen, mit Rheuma zu leben.* Heidelberg: Verlag für Medizin Fischer.
Senn, E. & Weber-Falkensammer, H. (1993). (Hrsg.). *Bewegungsübungen bei rheumatischen Erkrankungen.* Köln: Deutscher Ärzte-Verlag.
Scholten, C., Natmessnig, I., Pesau, B., Zielinski, C. (1990). *Chronische Polyarthritis – Ein Leitfaden.* Wien: Maudrich.

10 Anhang

Wichtige Adressen:

Deutsche Rheumaliga
Bundesverband e. V.
Maximilianstr. 14
53111 Bonn

Deutsche Vereinigung
Morbus Bechterew e. V.
Postfach 4329
Metzgergasse 16
97421 Schweinfurt

Die aktuellsten Informationen und Adressen über:

www.rheumanet.org

Übungsblatt zum Erkennen und Einschätzen innerer Selbstgespräche

hinderliche Selbstgespräche		förderliche Selbstgespräche	
Gedanke	Bewertung (Stimmung – Nutzen – Schaden)	Gedanke	Bewertung (Stimmung – Nutzen – Schaden)

Schmerztagebuch

Name: .... Datum: ....

1. **Schmerzort:** Wo hatten Sie heute Schmerzen?
   Bitte markieren Sie in der nachstehenden Abbildung die entsprechende(n) Körperstelle(n) und, falls dies für Sie zutrifft, wohin und wie weit diese ausstrahlen. Den Ort können Sie mit einem oder mehreren Kreisen angeben, die Richtung mit Pfeilen.

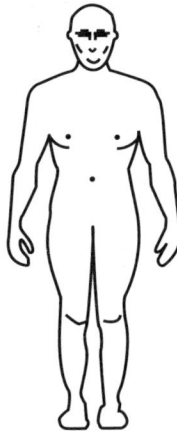 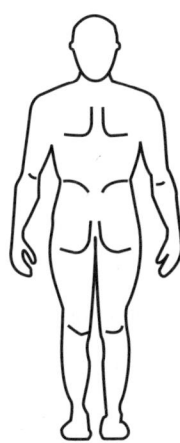

2. **Schmerzform:** Waren die Schmerzen heute
   ☐ fortwährend, stetig, andauernd vorhanden
   ☐ rhythmisch, periodisch, ab und zu stärker
   ☐ kurz, momentan, vorübergehend
   ☐ anfallsweise, wenn ja, wie viele Anfälle? …

3. **Schmerzmerkmale:** Überlegen Sie bitte, in welchem Ausmaß die folgenden Eigenschaften auf Ihre heutigen Schmerzen zutreffen. Kreuzen Sie bitte den entsprechenden Zahlenwert zwischen
   0 = trifft überhaupt nicht zu   und   5 = trifft voll und ganz zu   an.

ausstrahlend	0 1 2 3 4 5	quälend	0 1 2 3 4 5
durchdringend	0 1 2 3 4 5	ärgerlich	0 1 2 3 4 5
ziehend	0 1 2 3 4 5	furchtbar	0 1 2 3 4 5
pochend	0 1 2 3 4 5	lähmend	0 1 2 3 4 5
stechend	0 1 2 3 4 5	zermürbend	0 1 2 3 4 5
scharf	0 1 2 3 4 5	erschöpfend	0 1 2 3 4 5
brennend	0 1 2 3 4 5	belastend	0 1 2 3 4 5
dumpf	0 1 2 3 4 5	hartnäckig	0 1 2 3 4 5
beißend	0 1 2 3 4 5	abscheulich	0 1 2 3 4 5
durchzuckend	0 1 2 3 4 5	störend	0 1 2 3 4 5

drückend	0 1 2 3 4 5	lästig	0 1 2 3 4 5
heiß	0 1 2 3 4 5	verhasst	0 1 2 3 4 5
schneidend	0 1 2 3 4 5	bestrafend	0 1 2 3 4 5
krampfartig	0 1 2 3 4 5	erstickend	0 1 2 3 4 5
elektrisierend	0 1 2 3 4 5	beängstigend	0 1 2 3 4 5

4. Wie stark waren Ihre Schmerzen heute?
   Bitte markieren Sie die Schmerzintensität mit einem senkrechten Strich zwischen den beiden Endpunkten der Linie entsprechend Ihrer heutigen Schmerzen.

   überhaupt keine Schmerzen |————————————————| stärkste vorstellbare Schmerzen

5. Wie sehr haben Sie sich heute Ihren Schmerzen hilflos ausgeliefert gefühlt?

   überhaupt nicht |————————————————| äußerst stark

6. a) Wie häufig sind Ihnen heute Möglichkeiten zur Beeinflussung Ihrer Schmerzen eingefallen, die Sie dann auch eingesetzt haben?

   nie |————————————————| sehr oft

   b) Wurden die Schmerzen dadurch erträglicher?

   überhaupt nicht |————————————————| sehr viel erträglicher

7. Wie war Ihre Stimmung heute insgesamt im Tagesverlauf?

   äußerst gut |————————————————| äußerst schlecht

8. Wie „gestresst" (belastet, aufgeregt) fühlten Sie sich heute, wenn Sie einmal von der Belastung durch Ihre Schmerzen absehen?

   äußerst gut |————————————————| äußerst schlecht

9. Wie überzeugt sind Sie heute, dass Ihnen die Therapie helfen wird, besser mit Ihren Schmerzen fertig zu werden?

   überhaupt gut |————————————————| äußerst schlecht

10. Gab es für Sie heute ein besonders **wichtiges Ereignis**? Wenn **ja**, welches? Kennzeichnen Sie bitte mit einem +, wenn es sich dabei für Sie eher um ein **positives** (erfreuliches, schönes) Ereignis handelt, mit einem –, wenn es sich für Sie um ein **negatives** (belastendes, störendes) Ereignis handelt:

   . . . .
   . . . .
   . . . .

Creative Imagination Scale – CIS*

1. Armschwere

Wenn Sie nun einmal versuchen, mit Ihren Gedanken die folgenden Instruktionen aufmerksam zu begleiten, können Sie Ihre Hand, Ihren Arm schwer werden lassen. Schließen Sie dazu bitte Ihre Augen und strecken Sie nun Ihren linken Arm waagrecht nach vorne aus.

(Zeitanfang)

Stellen Sie sich nun ein sehr schweres Gewicht vor, das mit einem starken Seil an Ihrem linken Arm befestigt ist. Spüren Sie das Gewicht? Das Gewicht ist so schwer, so furchtbar schwer, wie aus Blei, und es ist an Ihrem linken Arm mit einem starken Seil festgebunden.

Ihre Gedanken, Ihre Vorstellung rufen die Empfindung hervor, ein Gefühl, als ob ein schweres Gewicht an Ihrem linken Arm hängen würde. Sie können diese Schwereempfindung in Ihrem Arm gestalten, indem Sie intensiv an dieses schwere, sehr schwere Gewicht an Ihrem Arm denken. Versuchen Sie dieses Gewicht ganz deutlich zu sehen, seine Farbe, seine Form, und wie es festgebunden ist an Ihrem Arm. Versuchen Sie die Schwere des Gewichtes zu schätzen. Wie stark müssen Sie nach oben drücken, um den Arm noch oben halten zu können. Sie sehen und Sie spüren allmählich ganz deutlich, wie es Ihren linken Arm immer tiefer nach unten zieht, einfach nach unten. Fühlen Sie es, Ihr Arm wird schwerer und schwerer, Sie müssen immer mehr dagegenhalten. Versuchen Sie dieser Empfindung intensiv nachzugehen. An Ihrem linken Arm hängt ein sehr schweres Gewicht und es wird schwerer und schwerer. Das Gewicht ist so schwer, dass Sie Ihren linken Arm kaum noch halten können. Und er wird noch schwerer, wird nach unten gezogen, mehr und mehr nach unten gezogen. Der Arm wird schwerer und schwerer, schwer, wie Blei.

(Ende: 1 min 20 sec)

Nun stellen Sie sich bitte vor, man befreit Sie nun endlich von diesem Gewicht. Sie können jetzt Ihren Arm wieder herunternehmen und entspannen. Er fühlt sich wieder völlig normal an.

2. Handlevitation

Mit Hilfe Ihrer Gedanken und Ihrer Vorstellung können Sie nicht nur Ihren Arm schwer, sondern im Gegenteil auch leichter werden lassen. Lassen Sie dazu Ihre Augen geschlossen und strecken Sie Ihren *rechten Arm* waagrecht nach vorne aus – und zwar jetzt mit dem Hand*rücken* nach oben.

---

* (Wilson & Barber, 1978, deutsche Übersetzung und Anpassung an Patienten mit chronischer Polyarthritis, Viehhauser, 1994)

(Zeitanfang)

Stellen Sie sich nun einen Gartenschlauch vor. Aus diesem Gartenschlauch schießt ein starker Wasserstrahl, senkrecht nach oben gegen Ihre Handinnenfläche. Spüren Sie, wie der Wasserdruck Ihre Hand nach oben drückt. Die Kraft des Wassers trägt Ihre Hand. Fühlen Sie, wie der gebündelte Wasserstrahl gegen Ihre Handinnenfläche prallt. Versuchen Sie, sich diese enorme Kraft des Wassers vorzustellen. Ihre Hand kann dem Wasserdruck beinahe nicht mehr standhalten. Wenn Sie wollen, können Sie diesem Druck nachgeben. Lassen Sie Ihre Hand steigen, getragen vom Wasserstrahl. Stellen Sie sich vor, wie der Wasserstrahl gegen Ihre Hand drückt, er sie trägt. Fühlen Sie, wie dabei Ihre Hand steigt. Der Wasserstrahl hebt sie hinauf, hinauf. Der Arm, die Hand, höher und höher, immer höher steigen sie. Vom Wasserstrahl getragen schwebt Ihr Arm nach oben. Immer höher und höher.

(Ende: 1 min 10 sec)

Gut. Sagen Sie sich nun, dass alles nur in Ihrer Vorstellung geschehen ist. Lassen Sie Ihren Arm bequem zurücksinken und legen Sie ihn wieder entspannt auf die Armlehne oder auf Ihren Oberschenkel.

3. Fingeranästhesie (Betäubungsspritze)

Versuchen Sie nun etwas anderes. Mit Hilfe Ihrer Gedanken können Sie auch Ihre Finger taub und gefühllos werden lassen. Halten Sie dazu Ihre Augen geschlossen und gehen Sie mit Ihrer ganzen Aufmerksamkeit in die Finger Ihrer linken Hand.

(Zeitanfang)

Versuchen Sie sich nun vorzustellen: Ihre linke Hand soll örtlich betäubt werden. Ihr behandelnder Arzt spritzt Sie dazu etwas unterhalb des kleinen Fingers. Versuchen Sie nachzuspüren, wie die Injektion in diesen Teil Ihrer linken Hand gelangt.
Richten Sie Ihre Aufmerksamkeit ganz auf den kleinen Finger. Wie fühlt er sich an? Bemerken Sie irgendeine Veränderung? Fühlt er sich vielleicht an, wie wenn er eingeschlafen wäre? Versuchen Sie jeder, auch noch so kleinen Veränderung in Ihrem kleinen Finger aufmerksam nachzuspüren. Stellen Sie sich vor, wie sich die Betäubungsinjektion allmählich in Ihrem kleinen Finger ausbreitet, ganz langsam. Achten Sie genau auf jede Veränderung. Vielleicht spüren Sie schon, dass Ihr kleiner Finger sich allmählich etwas taub, ein wenig stumpf anfühlt.
Stellen Sie sich jetzt vor, wie sich das Betäubungsmittel noch weiter in Ihrer Hand ausbreitet. Schauen Sie mal, was in den benachbarten Fingern passiert. Wie fühlt sich Ihr Ringfinger an? Stellen Sie sich vor, wie auch Ihr Ringfinger stumpfer und stumpfer wird. Das Taubheitsgefühl breitet sich in ihm immer mehr aus. Je mehr Sie sich die Wirkung, des sich ausbreitenden Betäubungsmittels vorstellen, umso tauber wird Ihr kleiner Finger und auch Ihr Ringfinger. Stellen Sie sich vor, wie diese beiden Finger immer gefühlloser werden. Denken Sie an das Betäubungsmittel, es breitet sich immer weiter in Ihren beiden Fingern aus.

Dabei werden diese Finger immer gefühlloser, völlig stumpf, taub, kaum mehr ein Gefühl. Stellen Sie sich weiter vor, wie sich dieses Gefühl der Gefühllosigkeit verstärkt und versuchen Sie nun einmal, mit Ihrem linken Daumen nach diesen Fingern zu tasten. Merken Sie bei der Berührung, wie Ihre Finger immer tauber und gefühlloser werden, immer stumpfer, ohne jegliches Gefühl, völlig betäubt.

(Ende: 1 min 50 sec)

Gut. Alles ist in Ihrer Vorstellung geschehen. Bringen Sie nun wieder das Gefühl in Ihre Finger zurück. Sie sollen sich wieder ganz normal anfühlen.

4. Wasser-Halluzination (Wasser trinken)

Lassen Sie Ihre Augen geschlossen. Wenn Sie Ihre Vorstellung konstruktiv einsetzen, können Sie vielleicht nun ein angenehmeres Erlebnis hervorrufen, z. B. wie es sich anfühlt, wenn Sie einen Becher kühles, frisches Gebirgswasser trinken.

(Zeitanfang)

Stellen Sie sich vor, Sie haben irgendetwas getan, wobei Sie sehr viel schwitzen mussten. Die Luft ist trocken und schwül. Seit Stunden hatten Sie nichts mehr zu trinken, so dass Sie nun sehr durstig sind. Ihr Mund ist schon ganz trocken, ja völlig ausgetrocknet, schon fast staubig. Sie haben Durst, wahnsinnigen Durst!
Versuchen Sie, sich nun vorzustellen, dass Sie sich neben einem Gebirgsbach befinden. Es ist gerade Schneeschmelze; ein kühles, klares Bächlein entsteht und plätschert erfrischend dahin. Stellen Sie sich nun vor, wie Sie einen mitgebrachten Becher in diese klare Quelle eintauchen. Sie können sich nun einen kräftigen, kühlen Schluck gönnen. Fühlen Sie, wie es Ihre Kehle runterrinnt? Es schmeckt wirklich köstlich, kühl, herrlich erfrischend. Spüren Sie die Kühle und Wohltat des Wassers. Gönnen Sie sich noch einen zweiten Schluck davon. Genießen Sie dabei wieder die Kühle, diese Wohltat. Spüren Sie, wie das Wasser Ihre Lippen berührt, auf Ihrer Zunge gleitet, wie es die Kehle runterrinnt, angenehm kühl die Speiseröhre hinunter, bis zum Magen.
Spüren Sie, wie kühl, erfrischend, köstlich und wohltuend so ein Schluck Gebirgswasser ist. Und nehmen Sie gleich noch einen Schluck davon. So kühl, einfach wohltuend … vorzüglich! Stellen Sie sich noch einmal in allen Einzelheiten vor, wie das Wasser in Ihren Mund fließt, Ihre Zunge umspült, die Kehle hinunterrinnt, angenehm kühl die Speiseröhre hinunter bis in den Magen. Sooo wohltuend, kühl, herrlich erfrischend, einfach köstlich!

(Ende: 1 min 30 sec)

5. Geruchs-Geschmacks-Halluzination (Orange)

Sie haben jetzt Ihren Durst gelöscht. Wenn Sie Ihre Vorstellung noch weiterhin kreativ einsetzen, dann können Sie damit auch den Geruch und Geschmack einer Orange empfinden.

(Zeitanfang)

Versuchen Sie sich vorzustellen: Sie nehmen sich eine Orange. Und beginnen Sie nun diese abzuschälen. Versuchen Sie dazu das Bild der Orange möglichst genau vor sich zu sehen. Wie fühlt sich die Oberfläche der Schale an? Versuchen Sie beim Schälen auch das weiße Innere der Schale zu spüren. Ganz weich ist es. Sehen Sie das Fruchtfleisch, einfach lecker, saftig sieht es aus. Riechen Sie mal daran und tasten Sie es mit Ihren Fingern ab. Spüren Sie die Saftigkeit.

Nehmen Sie jetzt in Ihrer Vorstellung ein Stück davon ab und saugen Sie das Stückchen genüsslich aus. Saftig – köstlich! Lassen Sie den Saft so richtig auf der Zunge zergehen. Riechen Sie, schmecken Sie; wirklich köstlich. Versuchen Sie, sich diesen Wohlgeschmack intensiv vorzustellen. Nehmen Sie ruhig noch ein Stück und beißen Sie kräftig hinein. Berühren Sie, riechen Sie und schmecken Sie diese herrlich saftige Orange. Stellen Sie es sich so klar, wie möglich vor.

(Ende: 1 min 30 sec)

6. Musik-Halluzination

Ein anderes Beispiel! Lassen Sie Ihre Augen weiterhin geschlossen. Versuchen Sie jetzt, an ein schönes Musikstück zu denken, das Sie irgendwann einmal gehört haben. Ein Musikstück, das Ihnen gut gefallen hat und Sie deshalb auch gerne in Ihrer Erinnerung wach rufen wollen.

Wie hat es geklungen? Versuchen Sie es in Ihrer Vorstellung zu hören. Erinnern Sie sich und hören Sie jetzt. - - - - Lassen Sie die Töne in Ihren Gedanken laut werden, so als ob diese schöne Musik tatsächlich erklingen würde. Genießen Sie diese herrliche Musik, lassen Sie sich ganz und gar von Ihr ergreifen.

(Ende: 45 sec)

7. Temperatur-Halluzination (Eispackung)

Gut, genug Musik gehört!
Legen Sie Ihre Hände bequem auf Ihre Oberschenkel oder Armlehnen. Sie können Ihre Vorstellungskraft auch dazu benutzen, in einer schmerzenden Körperstelle eine angenehme, schmerzlindernde Kühleempfindung zu erzeugen.

(Zeitanfang)

Gehen Sie dazu mit Ihrer Aufmerksamkeit zu einer beliebigen Körperstelle; am besten zu derjenigen, wo Sie für gewöhnlich die meisten Schmerzen haben (z. B. Handgelenk, Knie, Schulter, Hüfte). Konzentrieren Sie sich ganz auf diese Stelle. Stellen Sie sich nun vor, man legt Ihnen genau dort eine wohltuende Eispackung an. Versuchen Sie, dabei genau zu beobachten, wie die glatte, kalte Packung an der schmerzenden Stelle angebracht wird. Fühlen Sie, wie das Eis Ihre vor Schmerzen heiß gewordene Haut berührt. Endlich, angenehm kühl, eine wohltuende Abkühlung, als ob ein Feuer gelöscht würde. Spüren Sie, wie diese angenehme Kühle von Ihrer Haut aufgesogen wird; immer tiefer dringt sie in das Gewebe ein. Die Kälte dringt durch die Poren der Haut, und die angenehme, lindernde Kühle kann sich immer weiter ausbreiten. Kühl, die ganze Stelle wird angenehm kühl. Stellen Sie sich vor, wie die Schmerzleitungen geradezu eingefroren werden, keine Schmerzempfindung mehr übrig bleibt. Diese angenehme Kühle breitet sich immer weiter aus, strahlt immer tiefer ins Gewebe und lässt dem Schmerz keine Chance mehr. Angenehm kühl, die ganze Stelle ist angenehm kühl. Angenehm wohltuende Kälte legt sich über die ganze Stelle. Alles ist angenehm kühl.

(Ende: 1 min 15 sec)

8. Zeitverzerrung

Gut. Mit Hilfe Ihrer Vorstellung können Sie auch Ihr Zeitgefühl beeinflussen. Sie könnten beispielsweise meinen, dass die Zeit irgendwie langsamer vergeht.
(Die folgenden Instruktionen sollen zunehmend langsamer gesprochen werden; die einzelnen Wörter sollen dabei mehr und mehr in die Länge gezogen werden; die Pausen zwischen den Wörtern und Sätzen sollen immer länger werden).

(Zeitanfang)

Stellen Sie sich vor, Sie haben viel Zeit, jede Menge Zeit; zwischen jeder Sekunde liegt viel Zeit. Die Zeit scheint sich auszudehnen. Ihnen steht viel Zeit zur Verfügung, und der Zeitraum zwischen jeder Sekunde wird immer länger. Jede Sekunde scheint sich von Mal zu Mal noch um ein weiteres Stück zu verlängern, immer länger, immer weiter dehnt sich die Zeit aus. Viel Zeit – Sie haben jede Menge Zeit – unendlich viel Zeit. Jede Sekunde wird länger und länger. Die Pause zwischen jeder Sekunde wird immer länger, ganz lang, ewig. Jede Menge Zeit und Sie machen es selbst, Sie verlangsamen die Zeit.

(Ende: 1 min 40 sec)

(jetzt wieder normal sprechen)
Gut, lassen wir nun die Zeit wieder ganz normal verlaufen.

9. Altersregression

Versuchen Sie sich jetzt einmal mit Hilfe Ihrer Vorstellungskraft, in die Vergangenheit zu versetzen. Versuchen Sie sich wieder als Schüler zu sehen und gehen Sie in der Zeit zurück, bis zu dem Zeitpunkt, zu dem Sie noch in der Grundschule waren (4., 3., 2. oder 1. Klasse). Sehen Sie sich selbst, das kleine Mädchen, der kleine Junge, der Sie einmal waren. Versuchen Sie sich ganz und gar in die damalige Situation zurückzuversetzen. Fühlen und erleben Sie alles wie damals, als Sie noch ein Kind waren. Vielleicht sitzen Sie gerade im Klassenzimmer auf Ihrem ehemaligen Platz. Versuchen Sie den Raum nochmal in allen Einzelheiten wahrzunehmen. Den Boden, die Wände, die Tafel, die Schulbank! Vielleicht stehen auf der Schulbank auch einige Bemerkungen und Kritzeleien. Wie fühlt sich die Oberfläche des Schreibtisches an? Vielleicht sind auch ein paar Tintenkleckse drauf. Tasten Sie auch mal die Unterseite des

Schreibtisches ab. Es könnte sein, dass dort unten noch ein paar Kaugummis kleben; fühlen Sie diese? Beobachten Sie auch Ihre Mitschüler und den Lehrer (oder die Lehrerin), die Tafel, die Fenster.
Vielleicht können Sie auch Gerüche wahrnehmen, z. B. den Geruch von Radiergummi oder Klebstoff. Was erzählt der Lehrer gerade? Hören Sie auch das Geschwätze und Gemurmle Ihrer Mitschüler. Beobachten Sie alles so aufmerksam wie möglich, und schauen Sie einfach mal, was so alles um Sie herum passiert.

(Ende: 1 min 20 sec)

10. Allgemeine körperlich-geistige Entspannung

Gut. Kommen Sie jetzt dann wieder zurück zur Gegenwart. Wenn Sie nun mit Ihren Gedanken den folgenden Instruktionen aufmerksam nachgehen, können Sie sich dadurch ganz gezielt entspannen.
(langsam lesen)

(Zeitanfang)

Stellen Sie sich vor, es ist Sommer, ein wunderschöner warmer Sommertag – und Sie liegen gerade am Strand und sonnen sich. Fühlen Sie den weichen warmen Sand unter Ihnen. Sie spüren die Sonne angenehm warm auf Ihrer Haut, eine angenehme Brise kühlt ein wenig Ihr Gesicht und Ihren Nacken. Sehen Sie den blauen Himmel, kleine Schäfchenwolken ziehen langsam vorüber. Spüren Sie die Sonnenstrahlen auf Ihrer Haut, diese wohltuende, durchdringende Wärme und stellen Sie sich vor, wie Sie sich dabei immer weiter entspannen, völlig entspannen.
Spüren Sie das Gefühl der Leichtigkeit. So friedlich, so entspannt, wirklich angenehm, ganz ruhig, völlig entspannt. Einfach nur daliegen und loslassen.

(Ende: 2 min 5 sec)

ZURÜCKNEHMEN: Orientieren auf den gegenwärtigen Raum, bewusstes Konzentrieren auf den Atem, inneres Rückwärtszählen von 5 bis 0, Augen öffnen, bewegen.

Informationen für Patienten
Visualisierung
Visualisierung ist eine spezielle Imaginationstechnik, die beinhaltet, dass sich die Patienten in entspanntem Zustand mit der Krankheit verbundene Prozesse, insbesondere solche der Immunfunktionen und Möglichkeiten der Gesundung vorstellen (nach Simonton, Mathews-Simonton, Creighton, 1978).
Ablauf einer Visualisierungsübung
– Entspannungsübung mit Ruhebild   – Fokussierung gesunder Funktionen   – Aktivierung eines subjektiv krankheitsadäquaten Bildes   – Aktivierung der Selbstheilungskräfte   – Ausbreitung der Selbstheilungskräfte   – Einbeziehen der notwendigen Medikamente in den Heilungsprozess   – Evozieren des Gefühls, die Krankheit überwinden zu können   – Beseitigung der Krankheit in der Vorstellung aus den Möglichkeiten der eigenen Person   – Konzentration auf das Gefühl der Befreiung/Veränderung   – Selbstbelohnung für die vorangegangene Anstrengung und den eigenen Körper   – Rückführung
Hintergrundinformation zur Visualisierungsübung
Sie haben sicher, nicht zuletzt hier in der Klinik, schon eine Menge Möglichkeiten kennengelernt, Ihre Krankheit zu beeinflussen. Neben den bekannten Methoden der Medizin, Ergotherapie, Gymnastik, physikalischer Therapie wollen wir Ihnen hier eine zusätzliche Möglichkeit vorstellen, wie Sie selbst etwas für Ihre Gesundheit unternehmen können. Der Weg, über den Sie *selbst* Ihren Körper und insbesondere das Abwehrsystem beeinflussen können, führt über Ihre Vorstellungsbilder der Krankheit.   Am Beispiel des Bildes einer Zitrone haben Sie in der ersten Sitzung schon erlebt, dass Bilder tatsächlich körperliche Reaktionen auslösen können. Sicherlich kennen Sie auch noch andere Beispiele aus Ihrer eigenen Erfahrung. Die beiliegende Skizze soll Ihnen noch einmal verdeutlichen, wie Sie mit Ihren Vorstellungen körperliche Vorgänge auch gezielt steuern können. *Ihre Gedanken können Sie dabei bewusst für Ihre Zwecke einsetzen.*   Ähnlich wie die Zitrone rufen auch die Vorstellungsbilder Ihrer Krankheit körperliche Reaktionen hervor. Da sie besonders eng mit Gefühlen verknüpft sind, eignen sie sich vorzüglich, um Mechanismen im Limbischen System anzustoßen. Dieser Bereich, der aus verschiedenen Gehirnanteilen besteht, spielt im „Netz" unserer Körperabwehr eine besondere Rolle. Hier kommen nämlich

auch Botenstoffe von Abwehrzellen aus der Blutbahn an, die einen „feindlichen Eindringling" (z. B. einen Virus) melden. Das Limbische System übernimmt daraufhin die Aufgabe einer Kontrollstelle, die die Abwehrreaktion fördert, aber auch einem Überschießen dieser Reaktion entgegensteuert.

Wie bei der Zitronenübung spielt es auch hier keine Rolle, ob der auslösende „Reiz" ein tatsächlicher Gegenstand oder Eindringling ist oder ein Vorstellungsbild. Der Körper kann nicht mehr feststellen, woher der „Anstoß" kam. Für ihn besteht zwischen einer tatsächlichen Erfahrung und dem Vorstellungsbild kein Unterschied, *die Reaktion ist in beiden Fällen die gleiche:*

Das „Limbische System" sendet Signale an den „Hypothalamus", der für das Gleichgewicht des „inneren Milieus", also des Blutdrucks, der Temperatur usw., zuständig ist. Dieser gibt die Signale über Nervenbahnen an das Organ weiter, das speziell für das Gleichgewicht des Hormonhaushaltes zu sorgen hat, die „Hypophyse" oder „Hirnanhangdrüse". Sie sitzt ungefähr in der Mitte des Kopfes direkt unterhalb des eigentlichen Gehirns. Die ausführenden Organe, die die entsprechenden aktivierenden oder bremsenden Hormone ausschütten, sind die „endokrinen Drüsen". Die Hormone gelangen so in die Blutbahn und können direkt auf die Abwehrzellen des Immunsystems einwirken. Eine komplexe Wechselwirkung zwischen diesen aktivierenden und hemmenden Hormonen kontrolliert unser Immunsystem. Wichtig ist für Sie nicht, dass Sie die höchst komplizierten biologischen Einzelheiten dieses Geschehens verstehen (die Wirklichkeit ist noch viel komplizierter als unser Schema), sondern dass Ihnen bewusst wird, *dass Sie selbst auf die körperlichen Vorgänge Einfluss nehmen können,* um damit alle anderen Bestandteile der Therapie zu unterstützen.

Um diese Einflussmöglichkeit so gut wie möglich zu nutzen, ist es wichtig, die Visualisierungsübung mit den Vorstellungen, die Sie in den Gruppensitzungen (und dazwischen) entwickelt haben, *regelmäßig durchzuführen.* Sie werden dann bald schon merken, dass Sie die Übung immer besser beherrschen und Sie Ihren Einfluss weiter verstärken können. Sollten trotzdem einmal Rückschläge auftreten, so denken Sie daran, dass Sie auch dafür durch die Übung besser gerüstet sind und mit einer solchen Situation besser fertig werden können.

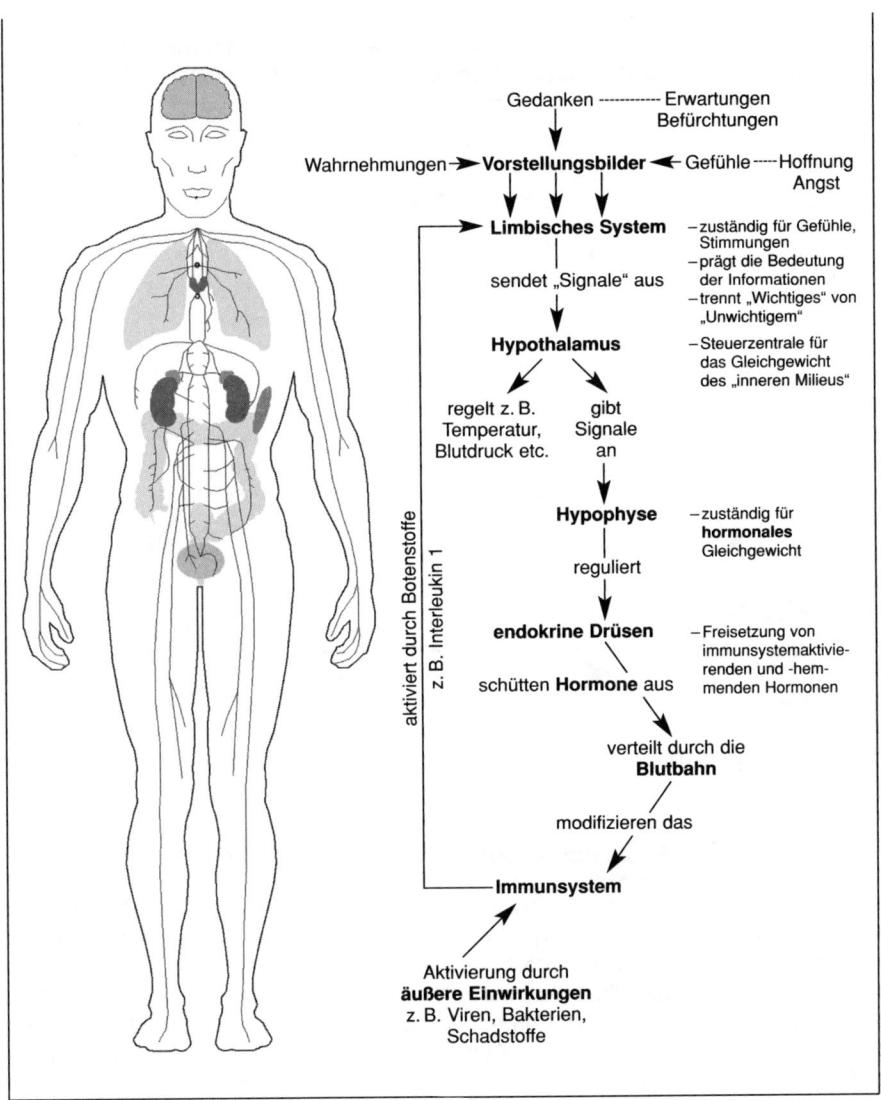

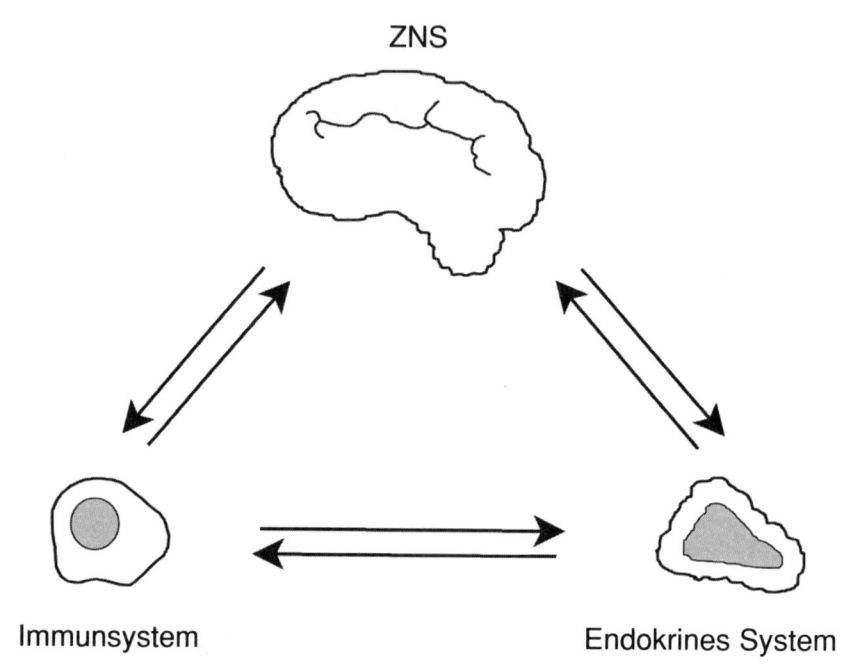

Vorstellungsübung: Gesunde Funktionen

Suchen Sie sich eine ganz bequeme Position – lassen Sie Ihren Körper die Stellung finden, die ihm jetzt gut tut, angenehm ist – und bleiben Sie mit Ihrer Aufmerksamkeit zunächst noch bei äußeren Dingen, z. B. Geräuschen – und kommen dann ganz allmählich mit Ihrer Aufmerksamkeit von der Außenwelt weg, ganz zu sich, zu Ihrem Körper. Und dieses kann Ihnen viel leichter fallen, wenn Sie dazu Ihre Augen schließen – und lassen Sie Ihre Beobachtung, Ihre Wahrnehmung frei und ungerichtet in Ihrem Körper umherwandern – nur beobachten und fühlen – und Sie brauchen nichts zu tun, nur beobachten und fühlen.

Und gehen Sie dann in Ihrer Beobachtung in Ihre rechte Hand – versuchen Sie, sich ein deutliches Bild von dieser Hand zu machen, so wie sie jetzt da ist – wo Ihre Finger die Unterlage berühren – welche Temperatur Sie spüren können – die Temperatur der Berührungsflächen und der freien Flächen – und spüren Sie, wie das Blut in Ihre Hand strömt, in jeden einzelnen Finger. Und gehen Sie dann einmal zu Ihrer linken Hand – zurück zur rechten – und vielleicht können Sie einen Unterschied beobachten – und wieder zur linken – und beobachten Sie auch hier die Lage der Hand – der Finger – die Temperatur – machen Sie sich ein ganz klares Bild dieser Hand. Und wandern Sie dann weiter Ihre Arme hinauf – hinein in die Schultern – in den Rücken – spüren Sie, wo der Rücken unterstützt wird – wo er frei ist – seine Temperatur – den sicheren Halt, den Ihnen Ihr Rücken gibt – einfach beobachten und spüren. Und weiter über das Becken zum Gesäß – und spüren Sie auch dort, wie es Unterstützung findet, Ihnen festen und sicheren Halt gibt – und weiter – Oberschenkel – Unterschenkel – bis hinab zu den Füßen – beobachten – hinschauen – und fühlen. Und gehen Sie nun auf der Vorderseite der Füße – der Schienbeine – der Oberschenkel – wieder Ihren Körper hinauf bis zu Ihrem Bauch – spüren Sie seine Bewegung – den Rhythmus des Atems – Heben und Senken – lockern und spannen – ruhig und gleichmäßig – und weiter hinauf, die Brust – und bis zum Kopf – spüren Sie Kopfhaut und Stirn – die Temperatur – die Luft – Ihre Mundhöhle – und wieder hinunter, die Arme und die Hände – und spüren Sie dabei, wie sich Ruhe, Entspannung, angenehme Empfindungen in Ihrem Körper immer weiter ausbreiten – und Ihr Atem ruhig und gleichmäßig strömt – und Sie brauchen nichts dazu zu tun – Ihr Körper weiß, wie er atmet – Ihr Herz weiß, wie es schlägt – alle Ihre Organe kennen ihre Funktionen – und Ihr Körper löst diese Aufgabe, regelt die Funktionen.

Und wenn Sie sich einmal Ihrem Geist, Ihren Gedanken, Ihrem Wissen und Ihren Erinnerungen zuwenden, so können Sie diese wunderbare Konstruktion sehen – besser als jeder Computer – alle Erlebnisse und Erinnerungen – alle Lösungen – alle Ihre Fähigkeiten sind da, bleiben immer erhalten – können genützt werden. Und Sie können sehen, wie Sie mit Ihren Gedanken, Ihren Erinnerungen, Lösungen, Erfahrungen, Ihre Probleme angehen und lösen können – und spüren, dass es möglich ist, all die wertvollen und nützlichen Gedanken für sich einzusetzen – und wie Sie sich ganz auf Gedanken und Geist verlassen können – alle Erfahrungen, Erinnerungen, alle Lösungen, auf die Sie zurückblicken können, alles ist da, geht niemals verloren – und Sie können sie suchen und finden – und sind bereit, auch jetzt für Sie da zu sein. Und die wunderbare Funktion Ihres Körpers – er weiß, was zu tun ist – gewinnt Energie und wandelt sie um – und die Organe erfüllen Ihre Aufgabe – tun es ganz von selbst – Muskeln und Organe, Blut, Nerven und Immunsystem – alles spielt zusammen – ist für Sie da – funktioniert für Sie – Sie können sehen, wie der größte Teil Ihres Körpers in wunderbarer Ordnung ist, Sie sich auf ihn verlassen können – und Ihre Gedanken können Körper und Immunsystem unterstützen – ihm Stärke geben – ihm helfen – und so können Sie Ihre Wahrnehmung ganz ziellos durch Ihren Körper strömen lassen – und sehen seine Funktion – und die vielen Funktionen und Aufgaben, die Ihr Körper löst und bewältigt, wo er ganz in Ordnung ist.

Und kehren Sie dann wieder zurück, indem Sie Ihre Beobachtung wieder nach außen richten – die Geräusche wahrnehmen – und kräftig durchatmen – und sich strecken, wenn Ihnen danach ist, um dann wieder ganz da zu sein.

Visualisierungsübung: Veränderung des Krankheitsprozesses

Und lassen Sie sich Zeit, nachzuschauen, ob diese Stellung für Sie bequem ist – und wenn Sie das Bedürfnis haben, eine neue oder andere Position zu suchen, so gestatten Sie es Ihrem Körper, diese Position einzunehmen, um ganz locker und entspannt werden zu können – spüren Sie Ihre Unterlage, wie sie Sie trägt – die Lehne, wie sie Sie hält – spüren Sie die Temperatur an Ihren Händen, in Ihrem Gesicht und wie Sie dabei locker und ruhig und entspannt werden –

und Sie ganz locker lassen – ja, so ist es gut – und spüren dabei den Unterschied zur Anspannung – und spüren Ihre Hände, wie sie da liegen – Sie spüren die Finger Ihrer rechten Hand und den Unterarm, den Oberarm – und vielleicht gibt es einen Unterschied zwischen der rechten und der linken Hand. Und spüren Sie Ihre rechte Hand – Ihre linke Hand – die Temperatur der Luft – die Lage Ihrer Finger – den linken Unterarm, den linken Oberarm – und wie Sie immer lockerer und entspannter werden können – und spüren Sie die Luft an Ihrer Stirn – das Einströmen der Luft durch Ihre Nase – und das Ausströmen – wie Ihr Atem ganz ruhig und gleichmäßig werden kann – und Sie spüren die Feuchtigkeit in Ihrer Mundhöhle – und spüren das Heben und Senken Ihrer Brust – Ihre Augenlider, die locker aufeinander liegen – Ihre Schultern – und wie Sie locker und entspannt werden – und Ihr Atem ruhig und gleichmäßig strömt. Spüren Sie, wie die Luft in Ihre Lungen und den Bauchraum einströmt, wie sich dabei Brustkorb und Bauch heben – und wie sie wieder ausströmt und sich Brustkorb und Bauch dabei senken – und spüren Sie, wie es Sie ganz von selbst atmet.
Sehen Sie nun einmal von innen gegen Ihre geschlossenen Augen – achten Sie genau auf Ihre Wahrnehmung – vielleicht sehen Sie Farben oder Lichtpunkte, können schwarze und helle Felder entdecken – nehmen Abschnitte von Grau der verschiedensten Helligkeitsstufen wahr – sehen Sie einfach gegen Ihre Augen – beobachten Sie, was Sie mit geschlossenen Augen wahrnehmen können. Und nun hören Sie in Ihre eigenen Ohren hinein – unterscheiden Sie zwischen den Geräuschen, die von außen an Ihre Ohren dringen und denjenigen, die aus ihnen stammen – vielleicht hören Sie ein Rauschen, ein Klingen oder feines Surren – nehmen Sie wahr, wie Sie genau zwischen Außen- und Innengeräuschen trennen können und dabei werden Sie immer entspannter – wie ein straff gespanntes Seil, das allmählich nachgelassen wird oder ein Knoten, der sich immer mehr lockert und offener wird.
Und Sie können spüren, wie Ihr Blut alle Ihre Körperteile erreicht und merken, wie wundervoll und ohne Ihr Zutun alles funktionieren kann – und wie Sie sich dann vor Ihrem inneren Auge – in einer Ihnen sinnvollen Weise – Ihre Erkrankung vorstellen können – und dabei auch die Vorstellung, wie Sie selbst mit Ihren eigenen, starken und aktiven Kräften gegen diese Krankheit angehen. Und es könnte sein, dass dies anstrengend, schwierig ist – und Sie immer mehr von diesen gesunden aktiven Kräften heranführen – und es könnte auch sein, dass es immer wieder Rückschläge gibt, aber Sie dabei bleiben und Sie Ihre gesunden und aktiven, Ihre guten Kräfte auf die Veränderung der Erkrankung richten – das Bild Ihrer Erkrankung, und wie Sie Ihre gesunden und starken Kräfte aktivieren – und die Anstrengung und wie Sie entspannen können – und dabei diese Kräfte aktivieren können – und wie das Bild dieser Kräfte deutlicher werden kann – die Wirkstoffe Ihrer Medikamente – wie sie die Wirkstoffe der Medikamente aufnehmen und wie sie dabei von Ihren Blutzellen unterstützt werden – und Sie stellen sie sich in einem für Sie passenden Bild vor – und Sie setzen Ihre gesunden und starken Kräfte in Bewegung zu dem Ort, an dem sie wirken sollen – und sie nehmen die Wirkstoffe der Medikamente mit sich – und sind in einer großen, unüberschaubaren Zahl vorhanden – und holen sich die Wirkstoffe Ihrer Medikamente zu Hilfe. Sie setzen sie mit ein und gehen nun an den Ort, an dem sie wirken – und Sie sehen Ihre gesunden und starken Kräfte die Erkrankung verändern – wie die Erkrankung durch die Wirkstoffe der Medi-

kamente geschwächt wird – und wie Ihre gesunden, richtig funktionierenden Abwehrkräfte die falsch funktionierenden ersetzen, und lenken Ihre Kräfte, Ihre gesunden und aktiven Anteile, die sich mit den Wirkstoffen der Medikamente verbünden, an den Ort der Wirkungen – und wie sich die Veränderung vollzieht – wie immer mehr gesunde und aktive Kräfte nachkommen und genügend Wirkstoffe der Medikamente zur Verfügung stehen und Sie lassen nicht nach – Sie sind ausdauernd und dringen allmählich vor. Und Sie sehen die Wirkung – Sie sehen, wie die Erkrankung, die Ursache der Erkrankung beseitigt wird – Ihre gesunden und starken Anteile immer weiter vordringen – stärker als die Erkrankung und die Entzündung und wie Sie sich ohne die Erkrankung sehen – Sie stark und kräftig sind – wie allmählich die Spuren der Erkrankung geglättet werden, und wie manche Veränderung bleibt, geglättet, nicht störend, und wie Sie mit Ihrem Körper Ihr Leben leben und genießen können – und wie Ziele, Möglichkeiten, Dinge, die Sie erreichen wollen und die für Sie wichtig sind, vor Ihrem inneren Augen entstehen – und Sie in Ihrer Vorstellung sehen, wie Sie dies erreichen können. Und wie nur zurückgeblieben ist, was nicht zu verändern ist – und wie Sie Ihre Möglichkeiten, die Ihnen zur Verfügung stehen, die für Sie gegeben sind, einsetzen, ausschöpfen und damit das tun, was Sie tun wollen, damit Ihre Ziele verfolgen – wie Sie mit Ihrem Körper Ihr Leben genießen und aktiv sein können und sich Anerkennung für das, was Sie eben geleistet haben, aussprechen – Sie vielleicht irgendwo in sich auch so etwas wie einen Stolz spüren können, dass Sie Ihre Möglichkeiten einsetzen, darüber froh sind, sich zu bemühen und Ihre Kräfte zu stärken.
Und kommen Sie wieder zurück, atmen Sie kräftig durch, bewegen Sie Ihren Körper, wie Sie wollen, und öffnen Sie die Augen und sind wieder ganz da.

Visualisierungsübung: Zukunft ohne Krankheit

Setzen oder legen Sie sich so bequem wie möglich, lassen Sie Ihren Körper die Position finden, die ihm behagt – und schließen Sie Ihre Augen und bleiben Sie für die Zeit dieser Übung bei sich und Ihrem Körper – für diese kurze Zeit ist alles, was um Sie herum geschieht und vorgeht, ganz unwichtig und ohne Bedeutung. Sie wollen sich jetzt ganz auf sich selbst besinnen – beobachten das Strömen Ihres Atems, das Ein und Aus Ihres Atems – und die Bewegung von Brustkorb und Bauch beim Ein- und Ausatmen – und ihre Temperatur beim Ausatmen – und die Lage Ihres Körpers – die Finger der rechten Hand – spüren Sie, wo diese Finger liegen – wo sie etwas berühren – vielleicht sich gegenseitig berühren – die Temperatur der Finger an der Unterseite – Oberseite – und spüren Sie Ihre Hand – den Handrücken – die Handinnenfläche – die Lage Ihres Armes – Unterarm – Oberarm – die Temperatur – vielleicht können Sie auch verschiedene Temperaturbezirke spüren – und wie das Blut im Arm pulsiert – und in Ihrem linken Arm – und die linke Hand – Ihre Finger – Handfläche – Handrücken – Unterarm – und Oberarm – Sie spüren und nehmen genau wahr – und die Lage Ihres Kopfes – spüren Kopfhaut und Stirn – fühlen, wo der Kopf unterstützt ist, wo frei – und spüren die Temperatur in Ihrer Mundhöhle – und gehen dann weiter über Hals und Nacken in die Schultern – und nun hinab in den Rücken – und spüren Sie, wo der Rücken Kontakt mit der Unterlage oder der Lehne hat – wo er einen Brückenbogen bildet – spüren die Kontaktflächen und die freien Stücke – und Sie beobachten seine Lage, seine Temperatur – und weiter über das Becken in das Gesäß – Oberschenkel – Unterschenkel – und Füße – und beobachten genau deren Lage – deren Temperatur – wo spüre ich, dass ich von etwas berührt werde – etwas berühre – und von den Füßen gehe ich mit meiner Beobachtung aufwärts auf der Vorderseite der Beine – die Schienbeine – Knie – Oberschenkel – Becken – hinein in den Bauch – spüren in Ihrem Bauchraum – und fühlen wieder die Luft – die Bewegung des Bauches und der Brust – und alle Spannungen lösen sich im Rhythmus Ihres Atems – und der Atem – immer gleichmäßiger, ganz locker, ganz ruhig – und beobachten, wie es Sie ganz von selbst atmet – Sie brauchen nichts dazu zu tun – ganz gleichmäßig – ganz locker.

Und vor Ihrem inneren Auge kann nun die Vorstellung all der wunderbaren Funktionen Ihres Geistes, Ihres Körpers entstehen – und Ihre erfolgreiche Auseinandersetzung mit dem kranken Anteil – wie Sie auf Ihre Weise in der Vorstellung mit der Krankheit umgehen, fertig werden – Ihre eigenen Mittel einsetzen, die Ihr Immunsystem stützen und fördern – gemeinsam mit den Hilfen, die Ihnen Stoffe von außen, Nahrung und Medikamente dabei geben – und es kann leicht und schwer sein – und Sie können in Ihrer Vorstellung mit den kranken Anteilen fertig werden, sie wieder ins Gleichgewicht bringen. Und stellen Sie sich dann vor, wie Sie zu einem Zeitpunkt, von dem Sie jetzt noch nicht wissen, ob er schon morgen sein kann, mit Ihren Möglichkeiten und Gegebenheiten, Ihre Ziele, die Sie sich für Ihr Leben, das Verbringen Ihrer Tage, gestellt haben, verfolgen und durchführen – und sie sehen, wie Sie die Möglichkeiten finden, Ihr Leben unter Ihren Gegebenheiten zu genießen, es reich und erfüllt gestalten – und wie sie immer neue Möglichkeiten suchen und entdecken können – und es kann eine solche Möglichkeit vor Ihrem inneren Auge entstehen – und die Erkrankung hat dagegen keine Bedeutung mehr – so, als ob Sie davon ganz frei sind – und so kann sie da und doch verschwunden sein – und Ihre gesunden und funktionierenden Anteile haben die Oberhand gewonnen. Sie bestimmen Ihr Leben, dass Sie führen – wie Sie es nach Ihren Möglichkeiten und Fähigkeiten möchten – und Ihre Ziele erreichbar und erfüllbar machen – und so können Sie sehen, wie Sie Ihre Zukunft mit Ihren Möglichkeiten gestalten und leben – und dieses Gefühl, das Sie dabei spüren können, mit in den Tag, mit in die nächsten Stunden nehmen.

Wenn Sie gleich wieder deutlich Ihren Atem spüren und ihn kräftig werden lassen – und sich darauf vorbereiten, Ihre Augen wieder zu öffnen – sich klar zu machen, wo Sie sich gerade befinden – dann werden Sie wieder ganz hier in der Gegenwart sein.

Vorschläge für Vorstellungsbilder (Beispiele von Patienten)

- Piranhas, die die Krankheit, die in Form eines großen Fisches gesehen wird, fressen.
- Garten, der von Unkraut überwuchert wird, der täglich gejätet und gegossen werden muss, wobei die Medikamente den Dünger darstellen.
- Eine Bande von Unruhestiftern im Körper, die von der Körperpolizei verhaftet wird.
- Eine Truppe Arbeiter, die im Bergbau unerlaubt hacken und sprengen, die von der Aufsicht unter Arrest genommen wird.
- Brand in den Gelenken, der von einer Truppe gelöscht und mit Sand abgedeckt wird (Wasser und Sand stellen die Medikamente dar).

- Eine Reinigungstruppe, die durch den Körper zieht und alle befallenen Stellen säubert und pflegt (Putz- und Pflegemittel stellen die Medikamente dar).

Erläuterung: Visualisierung und Medikament

Ebensowenig, wie es für Ihre Erkrankung (vermutlich) nicht nur eine Ursache gibt, gibt es (vermutlich) kein Allheilmittel. Visualisierungen sollen dazu dienen, Prozesse im Körper zu steuern, Wirkungen in richtiger Weise am richtigen Ort zu entfalten. Somit erhalten Sie dadurch eine Möglichkeit, Ihre medikamentöse Behandlung selbst zu unterstützen und deren einzige Absicht, nämlich zur Bekämpfung der Erkrankung beizutragen, zu fördern.

Das gleiche gilt für unerwünschte Wirkungen: Vielleicht haben Sie es selbst schon erlebt oder von Mitpatienten berichtet bekommen, dass allein die Vorstellung, von einem Mittel könnte einem übel werden, diese Übelkeit auch tatsächlich auslöste. Umgekehrt kann die Visualisierung, die ja darauf abzielt, dass die Behandlung in erwünschter Weise wirkt, unerwünschte Effekte verringern oder ausschalten.

Hinweise zu den Visualisierungsübungen

- Führen Sie die Visualisierungsübung regelmäßig durch.
- Günstige Zeiten sind solche, an denen Sie sich sowieso mit der Krankheit beschäftigen, z. B. wenn Sie Ihre Medikamente einnehmen oder vor/nach den krankengymnastischen Übungen.
- Wenn möglich, üben Sie zweimal, mindestens aber einmal täglich.
- Beenden Sie die Übung nicht eher, bis es Ihnen in Ihrer Vorstellung gelungen ist, sich erfolgreich mit Ihrer Erkrankung auseinanderzusetzen und sich im Rahmen Ihrer Möglichkeiten aktiv und am Leben teilnehmend zu sehen.
- Sie sind dann erfolgreich, wenn es Ihnen gelingt, sich für sich selbst Ziele und Möglichkeiten vorzustellen, die Sie verwirklichen wollen und können.
- Zum „Kranksein" gehört auch die Art und Weise, wie man mit der Krankheit lebt: Versuchen Sie, eine für Sie befriedigende Art, damit umzugehen, zu sehen.
- Sie beenden Ihre Visualisierungsübung dann erfolgreich, wenn es Ihnen gelingt, sich vorzustellen, was Sie auch mit den körperlichen Auswirkungen der Erkrankung für sich erreichen können.

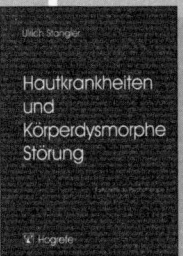

Ulrich Stangier
Hautkrankheiten und Körperdysmorphe Störung

(Fortschritte der Psychotherapie, Band 15), 2002, VI/106 Seiten,
€ 19,95 / sFr. 34,80
(Im Reihenabonnement
€ 15,95 / sFr. 28,–)
ISBN 3-8017-1343-1

Neben einem Überblick zur Behandlung von Hautkrankheiten liefert der Band eine Beschreibung der Körperdysmorphen Störung.

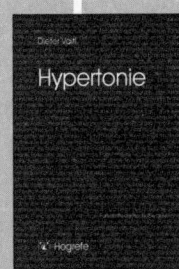

Dieter Vaitl
Hypertonie

(Fortschritte der Psychotherapie, Band 13), 2001, VI/88 Seiten,
€ 19,95 / sFr. 35,90
(Im Reihenabonnement
€ 15,95 / sFr. 26,80)
ISBN 3-8017-1124-2

Das Buch fasst die wichtigsten medizinischen und psychophysiologischen Grundlagen des Bluthochdrucks zusammen und informiert über verhaltenstherapeutische Behandlungsansätze.

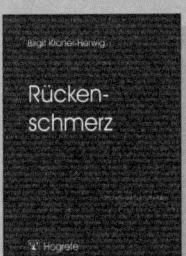

Birgit Kröner-Herwig
Rückenschmerz

(Fortschritte der Psychotherapie, Band 10), 2000, VI/93 Seiten,
€ 19,95 / sFr. 35,90
(Im Reihenabonnement
€ 15,95 / sFr. 26,80)
ISBN 3-8017-1151-X

In diesem Band werden typische Ziele und Methoden der psychologischen Schmerztherapie ausführlich dargestellt.

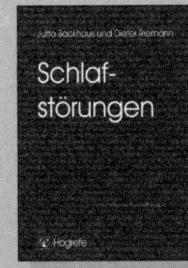

Jutta Backhaus
Dieter Riemann
Schlafstörungen

(Fortschritte der Psychotherapie, Band 7), 1999, VI/83 Seiten,
€ 19,95 / sFr. 35,90
(Im Reihenabonnement
€ 15,95 / sFr. 26,80)
ISBN 3-8017-1122-6

Der Band liefert eine umfassende Darstellung verschiedener kognitiv-behavioraler Therapietechniken zur Behandlung von Insomnien.

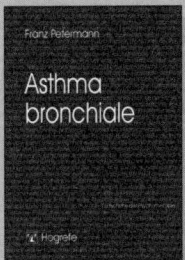

Franz Petermann
Asthma bronchiale

(Fortschritte der Psychotherapie, Band 5), 1999, VI/99 Seiten,
€ 19,95 / sFr. 35,90
(Im Reihenabonnement
€ 15,95 / sFr. 26,80)
ISBN 3-8017-1121-8

Neben einer Beschreibung der Erkrankung und der Darstellung der Ursachen sowie der Diagnostik stellt der Band verschiedene Behandlungsformen des Asthmas dar.

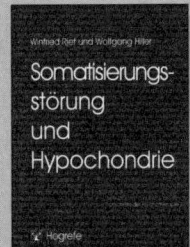

Winfried Rief / Wolfgang Hiller
Somatisierungsstörung und Hypochondrie

(Fortschritte der Psychotherapie, Band 1), 1998, VI/88 Seiten,
€ 19,95 / sFr. 35,90
(Im Reihenabonnement
€ 15,95 / sFr. 26,80)
ISBN 3-8017-1059-9

Das Buch informiert praxisnah und handlungsorientiert über Diagnostik und Therapie somatoformer Störungen.

Hogrefe

Hogrefe-Verlag
E-Mail: verlag@hogrefe.de
Internet: www.hogrefe.de

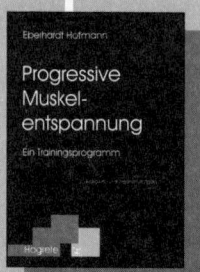

Eberhardt Hofmann
Progressive Muskelentspannung
Ein Trainingsprogramm

2., korrigierte und ergänzte Auflage 2003, 102 Seiten, Großformat,
€ 24,95 / sFr. 42,80
ISBN 3-8017-1639-2

In dem Band wird ein vierzehn Sitzungen umfassendes Trainingsprogramm zur Progressiven Muskelrelaxation vorgestellt. Sämtliche für die Durchführung des Trainings notwendigen Texte für die Entspannungs- und Visualisierungsübungen sowie weitere Arbeitsmaterialien sind im Manual enthalten.

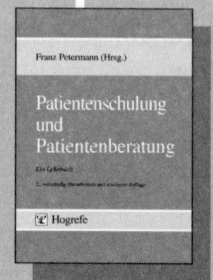

Franz Petermann (Hrsg.)
Patientenschulung und Patientenberatung
Ein Lehrbuch

2., vollständig überarbeitete und erweiterte Auflage 1997, VIII/396 Seiten,
€ 36,95 / sFr. 60,–
ISBN 3-8017-0623-0

Chronisch Kranke müssen aktiv in die Behandlung einbezogen werden, um befriedigende Behandlungserfolge zu erzielen. Ihre Aufklärung, Beratung und Schulung trägt entscheidend zur Akzeptanz und angemessenen Krankheitsbewältigung bei. Das Buch zeigt für verschiedene Krankheitsgruppen praktische Handlungskonzepte und Perspektiven der Gesundheitsversorgung auf.

Manfred Ruoß
Psychologie des Schmerzes
Chronische Schmerzen in kognitionspsychologischer Perspektive

1998, 178 Seiten,
€ 29,95 / sFr. 44,80
ISBN 3-8017-1178-1

Chronische Schmerzen schränken die Betroffenen in allen Lebensbereichen massiv ein und stellen gesundheitspolitisch ein enormes Problem dar. Das Buch beschäftigt sich mit der Bedeutung von Kognitionen für die Entstehung und Aufrechterhaltung chronischer Schmerzen sowie mit den daraus resultierenden Konsequenzen für die Therapie.

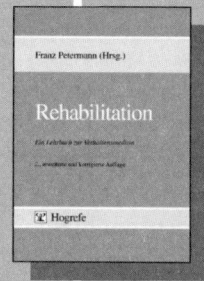

Franz Petermann (Hrsg.)
Rehabilitation
Ein Lehrbuch zur Verhaltensmedizin

2., erweiterte und korrigierte Auflage 1997, 584 Seiten,
€ 39,95 / sFr. 69,–
ISBN 3-8017-0914-0

Das Buch bietet eine umfassende Übersicht über interdisziplinär orientierte Behandlungsansätze in der medizinischen Rehabilitation. Es erörtert Grundlagen und Anwendungsfelder der Rehabilitation sowie verhaltensmedizinische Verfahren, die besonders erfolgreich in der ambulanten und stationären Rehabilitation eingesetzt werden können.

Hogrefe

Hogrefe-Verlag
Rohnsweg 25 • 37085 Göttingen
Tel.: 05 51 - 4 96 09-0, Fax: -88
E-Mail: verlag@hogrefe.de
Internet: www.hogrefe.de